ŒUVRES D'HIPPOCRATE.

OSTÉOLOGIE ET ANGIOLOGIE.

—

TOME I.

PARIS. — IMPRIMERIE DE COSSON,
Rue Saint-Germain-des-Prés, n° 9.

TRAITÉS

DE L'OSTÉOLOGIE,

DU CŒUR, DES VEINES, DE L'ALIMENT ;

Avec le texte grec en regard, conféré sur les manuscrits de la Bibliothèque Royale ; dans lesquels Hippocrate se venge lui-même des suppositions d'ignorance des auteurs modernes.

PAR M. LE CHEVALIER DE MERCY,

Docteur en Médecine de la Faculté de Paris, Médecin du Bureau de charité du huitième arrondissement, Professeur de Médecine Grecque, Membre des Universités de Leipsick, d'Iéna, de la Société libre d'Emulation de Liége, de la Société royale des sciences, lettres et arts de Nanci, des Sociétés de Médecine de Paris, de Rouen, etc.

TOME PREMIER.

PARIS,

BÉCHET JEUNE, LIBRAIRE,

PLACE DE L'ÉCOLE DE MÉDECINE, N° 4.

1831.

AVERTISSEMENT.

On a profité, depuis quelques années, du silence observé sur l'enseignement hippocratique, pour accréditer des erreurs graves. Personne n'aurait encore songé à traduire les œuvres du père de la médecine, que cette tâche serait devenue aujourd'hui indispensable. Les reproches d'une ignorance grossière en anatomie et physiologie, répétés avec affectation, seraient une voie détournée pour attaquer Hippocrate et pour frapper de nullité, avec moins de vraisemblance encore que d'instruction, sa doctrine toujours respectée des médecins les plus érudits. Si l'éducation classique, suivie avec zèle, avait eu une application utile (qui se rapporte ici entièrement à l'explication du texte des

Aphorismes), nous ne verrions pas aujourd'hui, dans nos journaux et dans nos livres, des erreurs soutenues avec une complaisance et une confiance sans bornes ; toutefois il est bien facile de s'éclairer sur les points les plus litigieux, par la lecture du texte grec, en regard de la traduction française. Il a donc été nécessaire de rassembler les principales objections lancées à tort ou à raison contre le philosophe de Cos. C'est en me renfermant invariablement dans mes travaux, que je poursuis la publication des œuvres d'Hippocrate.

Il s'agit donc de démontrer, que la religion des auteurs relativement à l'utilité de ces écrits a été surprise. C'est enfin pour combattre des préventions injustes, que j'ai consacré cette préface.

J'ai rapporté fidèlement les opinions des adversaires d'Hippocrate, avec les raisonnemens appuyés de preuves puisées dans les écrits du philosophe de Cos. Ce travail eût été incomplet, si le texte grec, en regard de la traduction française, ne détruisait pas entièrement toutes les objections mal fondées. Je crois donc avoir rempli le but important que de longues méditations sur les écrits du père de la médecine m'ont rendu peut-être plus faciles par la traduction. J'ai préféré donner les preuves à la fin du volume, avec les citations puisées dans l'édition de Van der Linden, en grec et latin. J'ai traduit ces divers passages en français, afin de ne point fatiguer l'attention du lecteur. Tout ce qui est entre parenthèses renferme une réfutation. J'ai vérifié avec le plus grand soin le texte grec sur les manuscrits de la Bibliothèque. cotés n° 2140, 2143, 2254 et 2255.

PRÉFACE.

Des opinions de quelques auteurs modernes com-
  battues par Hippocrate lui-même, dans ses traités
  d'Ostéologie, d'Anatomie, du Cœur, des Veines,
  de l'Aliment, de la Maladie Sacrée, inclus dans
  ce volume.

« Il existe encore beaucoup d'obs-
»curité sur les détails de la vie d'Hip-
» crate. *Soranus* et *Suidas*, deux écri-
» vains du douzième siècle, ont tracé la
» vie de ce père de la médecine; mais,
» comme on le voit, après un intervalle
» de temps trop considérable pour
» qu'ils n'aient pas pu eux-mêmes tom-
» ber en mille erreurs. Toutefois ils le
» font naître dans la quatre-vingt-
» unième olympiade, l'an 3546 de l'ère
» ancienne, et mourir en 3649, âgé de

1*

» cent quatre ans ; ils le font le dix-sep-
» tième médecin de sa race et le vingt-
» unième descendant d'Hercule. On
» compte jusqu'à sept personnages du
» même nom ; toutefois le père de la
» médecine, ou Hippocrate Deuxième,
» est aussi connu sous le titre de divin
» vieillard, et de philosophe de Cos ;
» chef de la fameuse école qu'il a tant
» illustrée lui-même, il est encore à juste
» titre, d'après les ouvrages qu'on lui
» attribue, considéré comme le prince
» des médecins. Il était impossible que
» cet homme, doué du talent d'observa-
» tion le plus rare, ne pressentît pas les
» secours que l'anatomie pouvait four-
» nir à l'art de guérir, et par suite ne
» cherchât pas tous les moyens d'acqué-
» rir des connaissances sur la structure
» du corps humain. Aussi Galien et
» beaucoup d'auteurs ont préconisé sa
» grande instruction dans cette science.

»Cependant il peut paraître certain, »d'après la lecture d'Hippocrate lui-»même, que ce grand médecin n'avait »jamais disséqué le cadavre de l'homme ; »et M. Lauth, dans son *Histoire de* »*l'anatomie*, in-4°, tome I, croit que, »sans blesser ce qu'a d'imposant cet il-»lustre nom, on peut lui contester »ses connaissances anatomiques. Quel-»les notions en effet nous présen-»tent ses ouvrages relativement à l'a-»natomie ? Les principaux viscères sont »assez bien connus, sans doute par ana-»logie de ce qu'on voyait chez les ani-»maux dans les sacrifices aux dieux ; »mais il n'en est pas de même des sys-»tèmes ou des parties similaires : sous »le nom de nerfs, par exemple, on con-»fond tous les organes blancs, liga-»mens, tendons, nerfs proprement »dits. Tous les vaisseaux sont appe-»lés des veines ; on ne connaît pas du

» tout les muscles ; et les os le sont si
» peu qu'à coup sûr Hippocrate n'avait
» pas dû voir encore de *squelette*, et n'en
» avait jugé que par l'aspect extérieur
» de l'homme et par ses maladies. Il est
» vrai que dans plusieurs écrits attri-
» bués à Hippocrate sont consignés des
» détails anatomiques plus étendus ;
» mais c'est que ces écrits ont été faus-
» sement attribués à ce médecin, et lui
» sont de beaucoup postérieurs.

» On sait que la distinction des véri-
» tables ouvrages d'Hippocrate (dans le
» nombre de ceux qui sont réunis sous
» son nom) est un problème sur la so-
» lution duquel les bibliographes sont
» bien loin d'être d'accord. M. Lauth,
» pour éviter de juger l'anatomie d'Hip-
» pocrate, d'après des écrits composés
» postérieurement à ce médecin, n'a
» considéré comme dus à Hippocrate
» que ceux dans lesquels il trouvait les

» opinions anatomiques qu'Aristote dé-
» clare lui être antérieures. C'est d'a-
» près cette mesure anatomique, comme
» il le dit, qu'il combat ceux qui veu-
» lent qu'Hippocrate, en même temps
» qu'habile médecin, ait été un grand
» anatomiste.

» On avait présenté comme preuve
» d'une active et savante anatomie, dès
» le temps d'Hippocrate, 1° le squelette
» d'airain dont il est dit que ce méde-
» cin fit présent au temple de Delphes ;
» 2° la perfection de la peinture et de
» la sculpture à cette époque, où bril-
» lèrent les Phydias, les Myron, les
» Praxitèle, etc. Mais d'abord, à juger
» d'après le récit de Pausanias, qui
» parle du squelette d'airain, ce n'était
» qu'une statue ordinaire, et non l'i-
» mage réelle d'un squelette, dont Hip-
» pocrate avait fait présent aux dieux ;
» et d'autre part les jeux de la Grèce, les

»athlètes, les esclaves fournissaient as-
»sez d'occasions aux artistes, pour bien
»observer les formes extérieures. En
»vain MM. Emeric, David et Salvage
»ont-ils prétendu que la perfection des
»arts à cette époque dénotait de gran-
»des lumières en anatomie; l'auteur de
»la statue du gladiateur combattant
»avait probablement, comme Démo-
»crite, étudié des cadavres dans des tom-
»beaux cachés. Il paraît impossible
»d'admettre leur opinion à cet égard;
»et les monumens antiques qu'on rap-
»porte à cette époque, comme deux
»pierres gravées qui représentent Pro-
»méthée sculptant le squelette humain,
»comme des bas-reliefs de Corcyre pré-
»sentant le même sujet, sont bien re-
»connus aujourd'hui pour être d'une
»date postérieure, même au siècle
»d'Auguste. Bien qu'Aristote, dans son
»Histoire des animaux, offre des no-

»tions anatomiques bien plus étendues
»que celle qu'on trouve dans les œu-
»vres d'Hippocrate ; bien que ce savant,
»par exemple, décrive déjà une grande
»partie des organes extérieurs et inté-
»rieurs du corps, et distingue deux
»sortes de vaisseaux, ce n'est pas en-
»core à ce grand homme que M. Lauth
»accorde l'honneur d'avoir le premier
»disséqué le cadavre humain; il le lui
»refuse même affirmativement, sur les
»grossières erreurs qui lui sont échap-
»pées.

»Si Aristote, en effet, avait disséqué,
»aurait-il dit que le ventricule droit
»du cœur donne naissance à l'artère
»aorte? que les fémurs n'existent pas
»dans les animaux qui ont les cuisses
»retirées vers le ventre? que les sutures
»du crâne ne sont pas également dis-
»posées dans l'homme et dans la femme?
»Aurait-il dit surtout que, pour bien

»voir les veines, il faut les étudier dans
»des corps maigres qu'on a suffoqués ?
»ce qui prouve qu'il en jugeait encore
»d'après l'aspect extérieur du corps,
»qui avant lui avait fait dire qu'elles
»descendaient, au nombre de quatre,
»de la tête.

»De tous les médecins antérieurs à
»l'école d'Alexandrie, Praxagoras,
»contemporain d'Aristote, est le seul
»qui, selon M. Lauth, paraisse avoir
»réellement disséqué le corps humain ;
»mais notre historien ne dit pas où il a
»trouvé les preuves, car les ouvrages
»de Praxagoras ont été perdus. » (Mais
il y a beaucoup d'autres livres qui n'ont
pu échapper à la faux du temps ; de ce
nombre sont en partie ceux d'Hippocrate, que les historiens ont portés à
plus de soixante, et qu'ils ont tous
nommés également admirables.) On
doit donc croire que dans ce nombre il

y en avait sur l'anatomie ; et l'auteur
du livre des *Articles*, outre qu'il a cité
Homère ; annonce qu'il a donné des
descriptions détaillées des veines , des
artères, des nerfs et des muscles , et il
déclare que leur changement de forme
et de situation , dans les *luxations* et les
fractures, mérite surtout d'être étudié.
J'ai même noté un passage où il explique la situation des parties d'après une
figure ou un dessin , que l'on peut regretter ici comme une perte réelle ; car
je ne fais nul doute que le titre d'admirable ne fût pour exprimer l'étonnement qu'avait dû exciter le talent des
peintres ou des artistes chargés de re-
présenter ces figures des muscles, des
nerfs, des veines et des artères , dans
les fractures et luxations, et dans les
autres situations violentes du corps.
Mais dans le même article (que je copie, sur tout ce qui concerne Hippo-

crate, à qui l'on refuse les connaissances anatomiques et physiologiques),
on dit que Praxagoras est le premier
qui spécifia les *nerfs* et les sépara des
organes fibreux, avec lesquels jusqu'alors ils avaient été confondus, et qu'il
fut le maître d'Hérophile et de Philotinus, qui brillèrent ensuite à l'école
d'Alexandrie. (Extrait du *Journal des
seiences médicales*, in-8; Paris, 1822;
pag. 203 et suiv.)

BIOGRAPHIE UNIVERSELLE.
(Paris, 1817.)

Voici le point de controverse le plus
curieux. Quant à la myologie d'Hippocrate, il ne s'en était pas formé une
idée bien nette; car lorsqu'il veut parler des muscles, il se sert toujours du
mot chair. (Il est bien facile de se dé

tromper à cet égard, en lisant le Traité du Cœur ou même celui des Veines.) Hippocrate a eu, dit-on, quelques notions, mais inexactes, du système vasculaire; il n'établit point de différence entre les *artères* et les veines, il désigne les nerfs et les artères par un nom collectif; il ne se doutait point de leur origine. C'est donc à tort que dans plusieurs passages de ses écrits on a cru trouver l'indice de la circulation du sang. On voit ici le contraire dans le Traité des Veines. Il suffit, en un mot, de lire le Traité du Cœur, pour s'éclairer à cet égard sur les singulières hypothèses de quelques auteurs modernes, qui affirment ainsi de la meilleure foi possible, et sans s'en douter, qu'ils n'ont pas lu les écrits d'Hippocrate. On ajoute encore: Cet auteur a connu à la vérité le mouvement d'un fluide; mais il le représentait comme un flux et reflux qui se

fait dans les mêmes vaisseaux. (Ce fait
est aussi inexact que les précédens.) Ses
idées sur le système nerveux sont fort
obscures; il confond presque toujous
*les nerfs avec les tendons, les ligamens,
et même avec les veines.* Il a donc mé-
connu la fonction qui est essentielle-
ment propre au nerf, de sentir. Pourquoi citer toujours les traductions la-
tines qui ont effectivement si souvent
confondu les expressions? comme il
ne s'agit pas d'ailleurs ici d'une dispute
de mots, mais de l'existence même des
faits, et d'erreurs qu'il est facile de vérifier dans les écrits du philosophe de
Cos; ce sera donc en rapportant les
passages en grec et en citant ses livres,
où chacun pourra les vérifier, que je
pourrai convaincre les contemporains
de leurs étranges préventions : car tous
se sont copiés d'âge en âge. Enfin l'auteur ajoute : « Au milieu de beaucoup

» d'erreurs sur la splanchnologie ou la
» description des viscères et des orga-
» nes ou des sensations , Hippocrate a
» rencontré quelques vérités ; entre
» autres, il n'a rien décrit avec autant
» d'exactitude que le cœur ; mais on a
» lieu de croire que ce traité est d'une
» date postérieure , et qu'il a été com-
» posé par Erasistrate ou par Héro-
» phile. »

Mais voici comment, à mon avis,
cette supposition n'est rien moins que
bien fondée ; c'est que jamais ces anatomistes n'ont cessé de professer , à
Alexandrie, une doctrine qui consistait
surtout à admettre que les artères con-
tenaient uniquement de l'*air* et les *veines du sang*. Ici au contraire dans ce
traité d'Hippocrate , les artères et les
veines sont indiquées nettement pour
appartenir au cœur ; l'artère pulmonaire est nommée dans le Traité du

Cœur ; elle s'ouvre dans les cavités
droites de ce viscère , et va ensuite au
poumon. L'auteur a examiné le cœur ,
surtout pour faire voir , par une expérience sans réplique , que, lorsque l'on
a égorgé un animal vivant, tout le sang
s'écoule par les · artères ; qu'alors le
cœur est à sec , ainsi que les valvules
triglochynes ou semi-lunaires. On en
attribue la découverte à Erasistrate ,
médecin d'Alexandrie, qui a vécu plus
de cent ans après Hippocrate. Une autre erreur a fait attribuer à Galien la
première expérience physiologique sur
les animaux vivans ; conséquemment
cinq cents ans après notre célèbre auteur
qui en a donné au contraire le premier
exemple. Enfin , l'on aperçoit la veine
cave vide , et aussi l'artère aorte ; l'auteur ajoute que le ventricule droit contient encore un peu de sang noir , ainsi
que l'artère pulmonaire. Il est évident

que le système d'Erasistrate ou d'Hérophile est ici détruit *a priori* par l'expérience indiquée plus haut ; donc le
Traité *de Corde*, ne peut appartenir ni
à Hérophile, ni à Erasistrate ; car il
serait évidemment impossible de le
prouver.

Du reste, dit encore l'écrivain que je
combats, Hippocrate a pu saisir la connaissance des viscères intérieurs, non-
seulement d'après l'inspection de ceux
des animaux, mais encore dans les occasions fugitives où de larges blessures
mettaient en évidence quelques-uns des
organes renfermés dans les grandes cavités du corps humain. C'est ce que Galien avoue dans ses œuvres. Relativement à la théorie de la génération, elle
est entièrement conforme à l'esprit du
siècle où vivait Hippocrate. La preuve
la plus certaine qu'il ne disséqua jamais
de cadavres humains, dit-on encore,

c'est qu'il admet l'existence des coty-
lédons dans la matrice.

Il se peut qu'un aphorisme ait été
inséré dans le recueil des sentences du
père de la médecine, avec l'erreur qui
y est contenue ; mais, en lisant attentivement les livres des Maladies des
femmes et de la Superfétation, on ne
trouve cette idée d'anatomie comparée,
répétée nulle part. Il y a plus ; les trompes de l'utérus sont indiquées, de
sorte que Fallope, anatomiste du sei-
zième siècle, n'est pas même l'auteur
de cette découverte ; de même que Galien n'est point le premier qui ait tenté
des expériences physiologiques sur les
animaux vivans ; car ce fait est ici
prouvé en faveur d'Hippocrate dans les
Traités du Cœur et de la Maladie sacrée.
On ajoute : L'auteur du livre de la *Nature* de l'homme fut incontestablement
le premier qui introduisit dans la phy-

siologie la théorie des élémens ; et c'est ainsi qu'il posa les fondemens du système des humoristes. Oui, mais je réponds il a posé les premières bases de la physiologie expérimentale par des expériences réitérées sur des animaux vivans, afin de connaître le jeu des organes et les fonctions des viscères.

BIOGRAPHIE UNIVERSELLE.

(Tom. 20, pag. 410.)

Relativement à la structure du corps humain, Hippocrate ne paraît pas en avoir acquis la connaissance par des dissections régulières ; la chose d'ailleurs était comme impossible à une époque où régnait encore l'usage d'enterrer les morts avec la plus grande célérité. Il paraît donc probable qu'à l'exemple de Démocrite, il se contenta de disséquer des animaux; ses écrits les plus authentiques démontrent en effet qu'à l'exception d'une ostéologie assez exacte, il ignorait presque tout le reste de l'anatomie, ou n'avait du moins qu'une connaissance très-vague de l'organisation humaine. Son livre des Fractures prouve qu'il avait des notions assez étendues sur la forme des os et des articulations, et sur les différences que présentent dans leurs directions les sutures du crâne. Il donne le sage conseil de ne point confondre ces dernières avec des fêlures de la boîte crânienne dans les cas de blessures à la tête, et il avoue être tombé lui-même une fois dans cette erreur. »

« Or, Hippocrate I, qui fut contemporain de Thémistocle et de Miltiade, est celui auquel on attribue le Traité des articles; le livre des Fractures appartiendrait à Hippocrate II, ou le

grand; enfin Hippocrate IV, médecin
de la cour de Macédoine, se rendit célèbre par la guérison de Roxane, veuve
d'Alexandre-le-Grand; il passe pour
être l'auteur du cinquième livre des
Epidémies. Mais c'est du cinquième livre des Epidémies qu'est tirée la citation du fait qui a rapport à Autono-
mus, dont la blessure à la tête de-
vint mortelle par la négligence du médecin, qui avoue avec candeur sa méprise; ayant pris une suture pour une
fracture, ce qui fut cause de la perte du
blessé, parce qu'il fut trépané trop tard.

Que, si l'auteur de la Vie d'Hippocrate avait lu attentivement le livre de
la Manie, il n'aurait point attribué à
notre célèbre auteur, la méprise dont
on l'a toujours gratuitement chargé
pour honorer sa mémoire. Car l'auteur du cinquième livre des Epidémies, est Hippocrate IV; et notre cé-

lèbre auteur est Hippocrate II ; de plus, si l'auteur de la Biographie eût seulement ouvert le tom. II, pag. 345, de l'édition de Vanderlinden, il se serait convaincu que, si le cinquième livre des Epidémies est antérieur à celui des Fractures et des Articles, il appartient cependant au même auteur.

Mais voici les principales objections des modernes, non-seulement contre les philosophes grecs, mais encore contre Hippocrate. « Ces philosophes sans doute s'occupèrent beaucoup de la nature de l'homme, mais les lois leur prescrivaient aussi un trop grand respect pour les cadavres humains pour qu'ils osassent en faire la dissection. Les faibles notions d'anatomie qu'ils acquirent furent dues à l'inspection qu'ils firent de l'homme à l'extérieur et à l'observation de ses fonctions. Cependant le culte, en Grèce, ne proscrivant pas la dissection des animaux comme en Egypte ; déjà quelques-uns de ces philosophes se livrèrent à cette dissection, qui, par analogie, dut leur donner quelques lumières sur l'anatomie de l'homme. »

« Tel fut Anaxagore, qui disséqua un bélier qui n'avait qu'une corne et qui appartenait à Périclès, et qui encore pour cet acte, subit une condamnation à laquelle il n'échappa que par le crédit de Périclès, tant les lois, même à cette époque la plus brillante de l'ancienne Grèce, étaient encore contraires à l'étude de l'anatomie. »

« Tel fut Démocrite, que ses compatriotes considérèrent comme fou, à raison de ses travaux sur les animaux, et qui, comme on le sait, fut visité comme tel, sur la demande des Abdéritains, par Hippocrate. Tels furent encore Empédocle, qui émit sur la génération des animaux une hypothèse semblable à celle que Buffon a présentée depuis.

» Alcméon, qui dès ce temps disséqua l'œil et l'oreille sur des animaux, et découvrit le conduit guttural du *tympan*. »

« Haller et Cocchi attribuent le même mérite à Pythagore, maître des deux derniers *philosophes*. Mais il est permis d'en douter, d'après l'importance que ce grand homme attachait à une diète purement végétale, et le précepte religieux qu'il inspirait à ses élèves, de ne sacrifier jamais sur un autel *teint de sang*. »

« Aux philosophes grecs succèdent parmi les savans ce qu'on appelle les *Asclépiades*; c'est enfin parmi eux que nous allons trouver un premier commencement d'anatomie humaine, mais bien informe encore, parce que les médecins ne jugent que par l'inspection de l'extérieur du corps, et que par des dissections d'animaux. »

On croit que la famille des Asclépiades a existé plus de sept siècles.

Un autre article non moins curieux est le suivant : nous le puisons dans les Annales de médecine universelle ou de clinique médicale, quatrième année, tome II, 23 janvier 1830.

« Toutes les connaissances acquises pendant plusieurs siècles, dans cette famille, se trouvent réunies dans la volumineuse collection connue sous le nom d'œuvres d'Hippocrate. »

« Nous avons déjà eu occasion de dire que ces écrits n'ont probablement pas été composés par un seul homme, que plusieurs médecins du même nom ont concouru à leur rédaction. »

« Le plus célèbre d'entre eux, le grand Hippocrate, était le second du nom ; il naquit à Cos, l'an 476 avant Jésus-

Christ, dix ans avant Platon, et mourut âgé de cent quatre ans. »

« Hippocrate séjourna long-temps en Macédoine, à la cour d'Amyntas, aïeul d'Alexandre-le-Grand ; il y vécut avec Nicomaque père d'Aristote, médecin de ce roi, et probablement avec Aristote lui-même, qui ne put manquer de profiter de ses leçons. »

On a donc lieu de s'étonner que ce dernier ne le *cite nulle part* (Galien soutient que Platon et Aristote ont constamment profité des œuvres du philosophe de Cos). Hippocrate après avoir étudié sous son père, voyagea beaucoup et resta long-temps à Athènes, où il se livra à l'étude de la philosophie ; il y exerça la médecine avec courage, lors de la fameuse peste qui ravagea cette ville pendant la guerre du Péloponèse. On prétend qu'il refusa les présens que lui offrit Artaxerce pour le faire venir à sa cour ; pourtant, chose étonnante, Thucydide, qui a donné une si belle description de la peste d'Athènes, ne *dit* pas *un* seul *mot d'Hippocrate* ; Galien fait remarquer que deux pestes ont régné successivement. Les œuvres d'Hippocrate, telles que nous les possédons aujourd'hui, contiennent évidemment des écrits qui ne sont pas de lui; mais il n'est pas facile de découvrir ce qui appartient à l'auteur principal, de ce qui peut lui avoir été faussement attribué. Tous ces écrits cependant ont cela de commun, qu'on y trouve une connaissance très-avancée des symptômes des maladies, de leur détermination, et des remèdes qui peuvent leur être opposés, jointe à une *ignorance* grossière de l'*anatomie*. Hippocrate n'en savait guère plus sur ce sujet que Platon, et la nature de ses écrits ne lui permettant pas de se borner, *comme ce dernier*, à des *géné-ralités*, son ignorance *sur ce sujet* est *bien plus frappante*. On en trouve la cause dans l'horreur qu'avaient les Grecs pour toute pratique qui eût mutilé le corps humain et l'eût empêché de recevoir la sépulture. On n'eût pu, sans *s'exposer aux plus grands dangers*, *braver ce préjugé* (Hippocrate a pratiqué une mutilation sur un mort ; *voyez le traité des articles*). Hippocrate ne savait en anatomie que ce qu'on peut en étudier à l'extérieur du corps, et ce qu'avaient pu lui apprendre les opérations qu'il pratiquait ; *l'ostéologie* était la seule partie de cette science sur laquelle il eût des *notions justes.* »

« Sa description des veines n'est pas seulement inexacte, elle est faite entièrement d'imagination : on n'y trouve rien qui ressemble à ce *qui existe dans la nature.* Hippocrate se guidait pour-

tant dans sa pratique sur l'idée illu-
soire qu'il se faisait de cette distribution des veines (il ne faut que lire ses
traités pour se convaincre du contraire); pour lui le cerveau n'est qu'un
organe spongieux qui absorbe l'humidité du corps; quand on a lu l'écrit
intitulé : *De la maladie sacrée*, on
peut s'assurer que les ouvrages d'Hippocrate ne sont point connus; il n'a-
vait pas même l'idée des nerfs, tels que
nous les connaissons aujourd'hui; les
parties qu'il désigne par ce nom ne
sont autre chose que les *tendons* et *cartilages*; il ne les considère jamais
comme destinés spécialement à transmettre le *mouvement et la sensibilité*;
la physiologie d'Hippocrate est extrê-
mement grossière, et fondée tout entière
sur la théorie des *quatre élémens*,
imaginée par Empédocle. Je n'ai pas
de termes pour caractériser de pareilles

erreurs ; il est évident qu'on n'a pas lu
le texte ; c'est au contraire Hippocrate
qui a combattu la doctrine du froid,
du chaud, du sec et de l'humide, où
dominent les quatre élémens. Il suffit
de lire le *Traité de la nature de l'homme*, pour débrouiller ce chaos des théories des anciens philosophes. Du reste,
on ajoute : tout ce qui se rattache à l'étude du corps humain, en santé et en maladie, tout ce qui pourrait être appris
sans le secours de la dissection, est admirable dans ses écrits, et l'*ignorance*
même dans laquelle il était de l'anatomie, est de nature à nous faire concevoir une plus haute idée du *génie* qui lui
a permis d'acquérir sans son secours tant
de connaissances *positives*. » (Cuvier.)

Enfin dans un article qui fait suite à
l'annotation sur Hippocrate, et qui a
pour titre : *Réflexions sur la nosographie*, on voit un jeune auteur qui devise

tranquillement en vers et en prose, en attendant avec la lanterne de Diogène, qu'il trouve un homme qui puisse, dit-il, observer sagement la *nature*, et voici qu'à ce sujet, le moderne Aristarque s'exprime ainsi sur ses contemporains :

«Les médecins, dit-il, n'ont pu encore s'entendre sur la rédaction d'un cas de maladie. Un notaire dresse un acte, fait un testament rapidement et sûrement. Un juge est en droit d'exiger et obtient souvent un rapport parfait, ou du moins satisfaisant sur l'état d'un blessé, d'un mort; un bulletin sur l'état d'un malade; et les mêmes médecins, qui satisfont sur ces trois points, ne peuvent rédiger une *observation* suivant une *bonne règle*, une règle acceptée et consacrée par les *hommes de la profession* !...

Il poursuit : «Et d'abord il n'est pas

» question, je pense, de la méthode du
» professeur Pinel : «Messieurs, disait-il,
» l'étude de la médecine doit se compa-
» rer à celle de l'histoire naturelle ; dans
» celle-ci, on ne donne que trois carac-
» tères, le coq est signalé par la *crète*,
» l'*ergot* et la *voix !* les plantes se font
» reconnaître de même ; attachez-vous
» donc à trois caractères invariables, et
» vous deviendrez aussi forts en noso-
» logie qu'en botanique, qu'en histoire
» naturelle. » Et le nouveau réforma-
» teur de la méthode de Pinel, d'ajou-
» ter ensuite : « En nosologie, je ne
» sais, mais en observation médicale,
» assurément non. Franchement voyez-
» vous bien l'analogie entre un coq et
» *une variole*, voir même une fracture
» de *jambe*, c'est là certes de la belle
» Ontologie ; voilà les maladies deve-
» nues des êtres, mais des êtres à met-
» tre dans nos cartons ; et Pinel est-il

» aussi fort sur la rédaction des observa-
» tions que sur sa méthode ? Allez voir
» dans sa clinique, si par hasard vous
» ne l'aviez pas lue. Est-ce qu'une ma-
» ladie pose devant le médecin comme
» une plante, comme un animal devant
» le naturaliste ? Un caractère était in-
» scrit sur ma note, le voilà qui m'é-
» chappe ; je cours après un autre,
» même accident ! Que faire ? Sur ces
» entrefaites, la maladie s'en va ; adieu
» la méthode naturelle. Assez sur cette
» méthode passablement oubliée au-
» jourd'hui ; faut-il inventorier ou pein-
» dre la maladie ! Mais dans quel ordre ?
» en médecine comme en toute chose,
» ce qui donnera ce mérite de compo-
» sition, ce sera l'observation de la na-
» ture, abstraction faite de toute idée
» particulière de l'observateur, la *vue*,
» la *simple vue*, exercée souvent, exer-
» cée long-temps, exercée avec atten-

» tion. Un bon observateur est celui
» qui saisit la véritable physionomie de
» l'homme malade, qui en recueille, si
» je puis ainsi dire, l'expression la plus
» nette, et qui sait la rendre le plus fi-
» dèlement.»

Il est clair que lorsqu'on professe
de pareilles utopies, il n'y a plus de
science; ainsi les livres si précieux que
nous a transmis le père de la médecine
dans ses descriptions modèles des Epidémies, ne seraient pour nos lecteurs
que des inutilités. Toutefois, que l'on
y songe bien, une école de médecine
qui aurait entièrement renoncé aux
aphorismes d'Hippocrate, se serait sui-
cidée elle-même. Les Baillou, les Baglivi, les Sydenham, les Barthès, les
Corvisart, les Pinel, les Chaussier,
nous auraient complétement abusés avec
des erreurs accréditées par une aveugle
déférence pour la réputation d'Hippo-

crate : Stalh , Boerhaave , Hoffman ,
Vanswieten, Sauvage, Cullen , Stool,
Wagler, Rœderer, Pringle, auraient
aussi ratifié ces erreurs, en répétant
les mêmes faits; et voilà ce qu'on pas-
serait aujourd'hui sous silence! Mais
reprenons : l'historien fait trouver Hippocrate à la cour d'Amyntas aïeul
d'Alexandre-le-Grand , probablement
pour lui ravir cette généreuse pensée,
de n'avoir pas besoin d'un maître , ni
des honneurs , ni des richesses qu'il refusa si noblement, sans avoir égard aux
prières des ambassadeurs du roi Artaxerce. Toutefois, il pouvait lui donner en retour les secours de son art;
or, la menace de livrer Hippocrate est
faite aux habitans de Cos , ou de voir
leur île ravagée; mais rien n'intimide
notre philosophe ni ses concitoyens. Il
préfère aux richesses le bonheur de se
rendre utile à sa patrie. Ce trait est

consigné dans la vie d'Hippocrate par
ses historiens ; enfin un décret des
Athéniens lui confère l'initiation aux
grands mystères d'Eleusis, pour prix
du service éminent qu'il a rendu en dis-
sipant une peste meurtrière. Il reçoit
une couronne d'or du prix de mille
talens ; ses enfans sont élevés aux frais
de l'état, ainsi que leurs successeurs,
pour honorer la mémoire du célèbre
médecin de Cos ; tout cela est omis par
les nouveaux panégyristes d'Hippocrate. La formule de ce décret du sénat est dans toutes les éditions du
célèbre médecin de Cos ; mais comme
Thucydide ne l'a point nommé, il y a
doute, et voilà une occasion de nier le
service important attesté des Grecs, qui
l'ont apprécié. Soranus et Suidas, biographes d'Hippocrate, n'ont point parlé
d'Amyntas, mais de Perdicas. Mais
rapportons d'autres versions à peu près

semblables et aussi exactes ; on a imaginé de faire participer Hippocrate aux travaux d'Aristote sur l'anatomie, en supposant encore que le célèbre médecin de Cos eût été mandé à la cour d'Amyntas, lorsqu'il était dans la force de son talent. Il devait savoir par conséquent l'anatomie ; car il ne devait pas être âgé de moins de quarante ans. Mais Leclerc, dans son Histoire de la médecine, fait vivre Aristote plus de quatre-vingts ans après Hippocrate ; ce qui donnerait à Aristote une longévité de cent vingt ans ; alors, à cet âge, on ne pense guères à cultiver l'anatomie, et surtout à donner des leçons au père de la médecine, âgé de quarante ans et dans la force du talent. Mais Galien, qui n'a point imaginé une pareille impossibilité, aurait au contraire donné quelques traités sur les opinions de Platon et d'Aristote, pour les accorder avec

Hippocrate, et il a prouvé que les deux célèbres auteurs avaient non-seulement imité le philosophe de Cos, mais qu'ils avaient puisé dans ses écrits; ainsi l'honneur des premières connaissances anatomiques appartient à Hippocrate, quoi qu'en dise M. Cuvier.

Continuons et voyons avec quel mépris les novateurs vont parler de la doctrine Hippocratique. « Le respect » aveugle des *temps barbares* pour l'an- » tiquité s'est continué jusqu'à nos » jours; on trouve encore des médecins » qui croient à l'infaillibilité d'Hippo- » crate, dans tout ce qu'il a dit du pro- » nostic. Ce fanatisme qui outrage la » raison sans honorer un grand homme, » dont la juste célébrité n'a rien à at- » tendre du *suffrage de l'ignorance* et » de la servilité, a été partagé par des » médecins qui ont joui d'une haute ré- » putation. On les a vus s'évertuer à

» concilier les erreurs d'Hippocrate
» avec les *faits que leur présentait la*
» *nature*; un meilleur avenir se *pré-*
» *pare*; la médecine ne sera plus res-
» treinte dans l'étroite limite de la sé-
» méiotique, que n'osaient franchir
» les Baillou, les Baglivi, les Le Roi;
» elle ne se réduira point à la recher-
» che des prétendues méthodes qui ten-
» dent à cacher l'empirisme le plus gros-
» sier sous le masque d'une thérapeuti-
» que rationnelle; l'anatomie patholo-
» gique ne tiendra pas lieu de toute idée
» physiologique. Enrichie des travaux
» de nos contemporains, en anatomie,
» en physiologie comparée et en anato-
» mie pathologique; héritière des tra-
» vaux en symptomatologie et en sé-
» méiotique, que nous ont légués Hip-
» pocrate et ses successeurs; exacte dans
» l'observation des faits, sévère dans le
» choix des théories pathologiques, at-

» tentive à ne pas trop généraliser les
» principes auxquels conduisent tant de
» travaux, la médecine est aujourd'hui
» dans la *voie tracée* par Hippocrate,
» quoi qu'en disent les faux adorateurs
» de cette divinité, dont ils procla-
» ment l'infaillibilité pour consoler leur
» amour - propre. Enfin il est permis
» d'espérer que d'une fermentation si
» salutaire, sortira une thérapeutique
» plus utile au genre humain, que celle
» dont on s'efforce en vain de consoli-
» der l'empire chancelant, *depuis tant*
» *de siècles.* »

Une doctrine qui se soutient chan-
celante pendant vingt - deux siècles,
c'est déjà un laps de temps qui permet
d'y croire, en attendant que l'on en
trouve une meilleure. On ne sait ce que
l'on doit le plus s'étonner, ou du temps
barbare où nous vivons, ou de l'in-

croyable suffisance qui veut faire croire à une substitution de langage, telle que la *barbarie* serait le partage des maîtres les plus célèbres, tandis que la vraie science appartient de droit aux élèves. Il me semble qu'à tout prendre, il vaut mieux encore laisser croire au public, que la médecine repose sur des bases certaines depuis vingt-deux siècles, que d'essayer de faire planer des soupçons de légèreté et de déception ; passe pour la *servilité* qui s'en tient à l'expérience ; nous y obéissons nous qui avons étudié Hippocrate ; mais disons une fois pour toutes aux réformateurs : Faites des aphorismes semblables à ceux de ce père de la médecine ; lorsque cela sera fait, nous verrons.

Voici à mon avis un passage des sténographes de la vie d'Hippocrate, qui fera juger de leurs préventions plus qu'injustes, contre l'immense réputation du père de la médecine. Oui, vraiment, ils sont atteints de la *biomanie*, pour oser s'exprimer ainsi qu'il suit :

« Quoi de plus pénible que de voir
» Baillou, Sydenham, Baglivi, Boer-
» haave, Stahl, Hoffmann, Stool, en
» un mot tous les médecins les plus cé-
» lèbres, citer sans cesse et louer avec
» l'exagération d'une aveugle admira-
» tion, tous les passages des écrits apo-
» cryphes d'Hippocrate relatifs à l'inva-
» riabilité des jours critiques, au pou-
» voir des crises, aux quatre qualités,
» aux humeurs, au τὸ θεῖον des épidé-
» mies? Si ces rêveries méritaient notre
» admiration, il faudrait la refuser à
» Hippocrate qui, heureusement pour
» sa gloire, en a parlé à peine sans se
» douter qu'on ferait sur elles par la
» suite, des milliers de volumes parfai-

» tement inutiles. » Le lecteur jugera,
en lisant attentivement le Traité de
la Maladie Sacrée, si Hippocrate a
mérité le beau nom de philosophe de
Cos. Quoi! les plus célèbres médecins
ont tous erré, parce qu'ils ont reconnu des jours critiques! MM. Corvisart, Portal, Pinel et Landré-Beau-
vais, qui les ont particulièrement ob-
servés dans leur clinique, ne seraient
plus que des rêveurs! Il faudrait donc
refaire aussi la plupart des biographies
des médecins les plus illustres, parce
qu'il plairait à quelques novateurs de
vouloir nous faire déchirer, quand bon
leur semblerait, les pages de notre histoire médicale! Et c'est là réellement de
l'instruction et de l'érudition? Non,
vraiment; ce ne sont que des utopies, et
point du tout de science; c'est tron-
quer les faits, dénaturer les traditions,
pour en venir à une misérable réforme,

3

qu'il est au moins impossible de con-
sommer tant qu'il y aura non-seulement
des livres d'Hippocrate, mais des maladies épidémiques.

On trouve le Traité d'Ostéologie à
peu près complet dans le manuscrit
coté 2254 de la bibliothèque royale,
pag. 41, sous le titre de φύσις ὀστέων,
c'est-à-dire *Nature des Os*, au lieu de
περὶ ὀστέων φύσιος, qui est le titre de nos
imprimés. A la page 51 du manuscrit
suit le Traité des Veines, avec une ou
deux phrases sur la nature des os. Vanderlinden, dans son édition des *OEuvres d'Hippocrate* en grec et latin
(Leyde, 1665; 2 vol. in-8°; tom. 11,
pag. 294), n'a pas cru devoir conserver
ces deux phrases au commencement du

Traité des Veines. On pourrait de même en extraire ce passage, qui compléterait l'opuscule précité ainsi que suit : « Les os tiennent le corps droit, lui donnent de la solidité, et assurent sa forme. Les nerfs servent à la flexion, à la tension et à l'extension ; les chairs et la peau lient le tout et le maintiennent en sa place. » Ce serait là exactement la conclusion du petit Traité d'Ostéologie ; et pourtant ce passage se trouve inclus dans le morceau qui nous reste sur les veines. Ceci indique la confusion qui règne encore dans quelques ouvrages d'Hippocrate par la négligence des copistes. Il est donc très-injuste de faire rejaillir sur ce célèbre auteur les fautes qu'il n'a point commises, et surtout de l'accuser d'ignorance sur des données aussi irrégulières. Quoi qu'il en soit, Foës a publié sous le titre *De Naturâ Ossium*,

sect. VI, pag. 841, l'opuscule intitulé
De Venis; mais en se reportant à la
section III, pag. 274, on complète le
morceau qui nous reste sur l'ostéologie
de l'homme. Le manuscrit de la bibliothèque ne permet pas de douter
de l'authenticité de cette preuve, à
l'appui des autres connaissances anatomiques d'Hippocrate ; car nous savons
tous que c'est par l'étude des os, qu'il
faut commencer la myologie et la né-
vrologie. Le point essentiel est donc
de prouver qu'il s'agit uniquement ici
du squelette de l'homme. C'est un fait
qui est encore indiqué clairement par
l'auteur du Traité des Articles ou des
Luxations (tom. II, pag. 798, édition
de Vanderlinden), qui a cité les côtes
de l'homme, en faisant remarquer leur
différence de conformation et celle du
sternum, par rapport aux différentes
espèces d'animaux. Le même fait se re-

trouve encore dans le Traité des Fractures. Ainsi, l'ostéologie de l'homme a
été la première branche de l'anatomie
cultivée dans l'école de Cos, dont les
Alclépiades furent les premiers fonda-
teurs. Or, comme je l'ai dit, notre
célèbre auteur, Hippocrate II, est issu
directement de cette illustre famille
qui a subsisté pendant près de sept
cents ans. Mais les plus célèbres philosophes grecs, jusqu'à Aristote et Platon, n'ont eu d'illustration qu'en vertu
de l'instruction qu'ils puisèrent originairement auprès des Asclépiades;
comment donc supposer qu'Hippocrate fût le seul atteint et convaincu
d'ignorance à présent? Or cette supposition est non-seulement erronée,
mais encore dénuée de toute vraisemblance. En effet Hippocrate, s'adres-
sant à son fils Thessalus, confirme de
son témoignage l'authenticité de tous

les documens historiques sur cette espèce de révélation des premières connaissances anatomiques, en sorte que
maintenant cette question est entièrement résolue. Ainsi, je poursuis l'analyse de l'opuscule précité. A l'appui de
mes preuves, les sutures du crâne et leur
union harmonique avec les os de la face
et les temporaux sont décrites dans les
Traités des Fractures et des Luxations.
Il est assez remarquable que l'examen
du squélette de l'homme se présente ici
plutôt chez un jeune sujet que chez
un adulte. Dans le Traité de la Nature
des Os, on reconnaît facilement les épiphyses des os longs, savoir de l'humérus, du fémur, du tibia, du péroné,
du cubitus ; celles des os larges, comme
l'omoplate, les os ischions, le sternum,
les vertèbres. Il est donc visible qu'il
s'agit ici d'un sujet âgé de moins de
vingt ans ; car, à vingt-cinq ou trente,

les épiphyses sont soudées au corps de l'os. Est-ce l'effet de la prévoyance de l'auteur d'avoir noté ces différences? car il n'a dit positivement que ce qu'il faut pour ne point se répéter. Cependant nous n'avons point encore d'ostéologie, parce que une instruction plus complète devait se trouver dans les traités *ex professo*. Il s'est agi uniquement ici de tirer tout le parti possible de simples observations relatives aux os luxés ou fracturés; toutefois l'étude de la géométrie pour la démonstration des os est recommandée par Hippocrate à son fils Thessalus; et suivant les biographes de ce célèbre auteur, nous sommes privés de plus de soixante traités réputés admirables. Les Asclépiades de Cos possédaient de temps immémorial les trésors des sciences, que les Grecs fugitifs avaient recueillis chez les différens peuples; et déjà, comme je

l'ai dit, on voit Hippocrate citer Homère, qui a vécu plus de trois cents
ans avant ce médecin célèbre. Mais sous
le nom d'Esculape chez les Grecs, on
remonte à une origine qui lie les temps
anciens et modernes, en sorte que la
médecine paraît elle-même avoir une
origine aussi ancienne que le monde;
car les dieux Toth des Caldéens et
Trismégiste des Égyptiens se rapportent parfaitement à la généalogie du
dieu Esculape chez les Grecs. On peut
aussi ajouter que les livres des Hébreux
furent consultés. Le caractère du médecin y est honoré; mais jusque là on
ne trouve aucun traité de médecine,
soit que les livres du dieu Trismégiste
aient été perdus, soit que les observations recueillies dans les temples fussent
toute la richesse des nations, relativement à l'étude de la médecine. Il est
certain que ce n'était alors ni une

science, ni un art. L'habileté des opé-
rateurs dut faire avancer rapidement
la chirurgie; cependant les instrumens assez grossiers des Égyptiens et
les méthodes embarrassées des Grecs
dans la plupart de leurs opérations,
prouvent encore l'enfance de l'art.
Quant à la science de la médecine proprement dite, plusieurs explications
renfermées dans les écrits hippocra-
tiques annoncent clairement qu'avant
le génie inventif des Grecs, cette science était enveloppée des langes de la
superstition. Mais loin qu'il fût possible d'accuser notre célèbre auteur
d'ignorance, ce fut au contraire ce
médecin célèbre, qui réunit en corps
de doctrine tous les faits épars, qui
les coordonna avec un art admirable,
comme je crois l'avoir démontré aussi
dans d'autres écrits et dans l'analyse
de l'excellente thèse sur la maladie sa-

crée. Je dis donc que dans les observations relatives aux luxations et fractures, il est purement question de l'a-
natomie humaine ; ainsi, les suppositions de recherches plus ou moins
instructives, à l'occasion des embau-
memens sous les Egyptiens, pour nier
les connaissances anatomiques d'Hippocrate, sont absolument imaginaires,
puisqu'il a parlé de mutilations et d'expériences non-seulement sur les animaux, mais encore sur le corps de
l'homme. Je pourrais en citer plusieurs
exemples puisés dans le Traité des Articles, où l'auteur parle sans répugnan-
ce non-seulement de la possibilité de
toucher un mort, mais encore de la
facilité de lui ouvrir le ventre ; enfin,
il indique la mutilation de l'épaule,
pour bien s'assurer de la position de
la tête de l'humérus relativement au
scapulum. Le livre des Articles passe

pour appartenir à Hippocrate Ier, aïeul de notre célèbre auteur; en sorte que l'antériorité des recherches serait ici une preuve encore plus remarquable des connaissances anatomiques; tandis que, si l'on s'en rapporte au Traité des Fractures plus généralement attribué à Hippocrate II, on voit, par la nature même des explications, que la dissection avait dû nécessairement précéder les préceptes sages, sans lesquels, les opérations pratiquées sur les os fussent devenues tout-à-fait dangereuses, ou même impraticables.

Si l'on veut enfin rapporter ce traité aux ancêtres du philosophe de Cos, les conséquences sont encore en faveur de notre auteur : car il était bibliothécaire de l'école de Cos; il déclare avoir lu les livres des médecins cnidiens relativement à la médecine, et aussi quelques observations concernant la chirurgie;

il ne se borne pas à un rôle insigni-
fiant, mais il rectifie avec un rare talent toutes les erreurs, tous les préjugés anciens, de manière à fonder réellement la science par des préceptes invariables. Quant à l'érudition, c'est
encore par la pureté, l'élégance et la
concision du style, que nous pouvons
juger l'auteur; il avait cultivé les
lettres sous Gorgias, habile rhéteur
d'Athènes, et imité autant que possible Hérodote, le père de l'histoire;
enfin il avait lu le père de la poésie :
tel devait être l'exemple de l'éducation
classique que nous a laissé le père de la
médecine. Peut-on bien maintenant lui
adresser publiquement, du haut des
chaires, des reproches d'ignorance sur
une partie des connaissances qu'il pouvait et qu'il devait ignorer le moins ?
C'est là l'invraisemblance, qui me semble être si choquante qu'elle n'aurait

même pas besoin de réfutation, si une juste déférence envers le père de la médecine, ne devait pas nous prémunir contre de pareilles suggestions. Mais voici généralement comment les érudits, s'accordent avec les médecins pour donner des louanges au père de la poésie, d'après les preuves anatomiques répandues dans ses ouvrages, et particulièrement dans l'Iliade : *Quid, quod et in quibusdam quæ ad medicam artem pertinent, præsertimque ad eam ejus partem quæ χειρουργίην nominatur, magna est hujus poetæ autoritas.* (*Opera Homeri ab Henrico Stephano.* In-12; Parisiis, 1662.)

Ainsi les plaies et blessures des héros d'Homère, étant toutes marquées au coin des connaissances anatomiques, il est au moins probable que le poëte avait lu les médecins pour n'être pas accusé lui-même d'ignorance, aux yeux

de ses compatriotes; il a cité dans ses
beaux vers l'île de Cos, comme un lieu
bien habité et bien civilisé : avait-il lu
les écrits anatomiques déjà existans dans
la famille des Asclépiades de Cos? Le s
Asclépiades de Cnide n'étaient que des
empiriques; du moins autant que nous
le savons par les écrits d'Hippocrate.
Croit-on maintenant que les reproches
d'ignorance en anatomie, soient bien
adressés au père de la médecine,
quand on n'oserait en attribuer la
moindre partie au plus illustre poëte
de la même nation? Toutefois, compa-
rons et jugeons : les héros d'Homère
blessés dangereusement, meurent tous
d'hémorrhagie ou de convulsions. Toutes leurs plaies sont situées au cœur,
aux aines, aux aisselles ou au cou;
près des clavicules; le lieu est indiqué
avec précision, comme le plus dange-
reux; quant aux plaies de la poitrine

et du ventre, les viscères sont toujours traversés de part en part; enfin, les lésions de la moelle épinière y sont visiblement indiquées; le poëte semble se jouer dans ses beaux vers des difficultés du sujet. Voyez l'Iliade. Il a cité dans l'Odyssée, l'état d'un phthisique au troisième degré; il avait donc lu les écrits des médecins; *Machaon* et *Podalyre*, les deux fils d'Esculape, sont au nombre de ses héros au siége de Troie; aussi bien le poëte leur prodigue toute son admiration et ses éloges. Et ce sont des médecins, qui, pour se venger des honneurs rendus par la postérité au plus célèbre d'entre eux, ne craignent pas d'accuser le père de la médecine, d'ignorance en anatomie qui surpasse encore celle de Platon! Quelques-uns prétendent même que notre célèbre auteur, appelé dans la force de son talent à la cour d'Amyntas II, aurait pro-

fité des leçons d'Aristote ; toutefois,
Leclerc, dans son Histoire de la Médecine, veut qu'Aristote ait vécu plus de
quatre-vingts ans après Hippocrate, ce
qui ferait arriver le philosophe de Cos
âgé de quarante ans ou environ auprès du philosophe de Stagyre, âgé
alors de cent vingt ans ; et précisément
ce serait pour étudier l'anatomie humaine, qu'il n'aurait pu connaître dans
l'île de Cos ! Or, Hippocrate passe
pour admirable et divin dans la description des signes des maladies, qui
embrasse aussi nécessairement le dia-
gnostic et les événemens critiques. Mais
comment s'en former une idée, si, par
exemple, en chirurgie, l'auteur ne sait
d'où viennent les nerfs et les veines,
ni distinguer les artères des veines, les
nerfs des tendons ?

La vérité est que, si l'on consulte
les Pronostics de Cos, les Aphorismes

ou le second livre des Prorrhéties, on trouvera l'énumération des plaies les plus dangereuses et les plus mortelles tout-à-fait en harmonie avec les dissections anatomiques; or celles-ci font découvrir les plus gros nerfs et les plus gros vaisseaux, soit aux aines, soit au cou, près des clavicules, ou aux aisselles; il est fait mention, dans l'Iliade, de la blessure mortelle des deux nerfs qui naissent à l'occiput, entre la première et la seconde vertèbre du cou; or ces deux nerfs sont indiqués et décrits dans le Traité des Veines. Cette seule citation ferait remonter à plus de trois cents ans, avant Hippocrate, un traité que certains auteurs veulent attribuer à quelques médecins d'Alexandrie. Voilà l'exactitude avec laquelle on fait de l'*histoire*. Toutefois en nous fixant aux seuls traités légitimes d'Hippocrate, sur le pronostic des bles-

sures ou même des fractures, on appré-
cie les excellentes vues du père de la
médecine ou celles de ses ancêtres; or,
soit dans ce livre, soit dans le Traité
des Articles ou des Luxations, non-seulement les études anatomiques sont indiquées clairement par la nature du
sujet, mais encore l'auteur annonce
qu'il a décrit dans son ouvrage, les
veines et les nerfs depuis leur origine
jusqu'à leur terminaison; enfin, il fait
la même observation pour les muscles;
en sorte qu'il pouvait donc prédire en
toute assurance la mort ou la guérison
des blessés, ou leur impuissance, par la
connaissance des organes lésés. Or, s'il
n'eût été Anatomiste, comment aurait-
il pu annoncer d'avance que tel malade serait affecté de claudication, si
les *muscles* de la cuisse sont coupés
transversalement? c'est qu'en effet il
connaissait la direction des fibres mus-

culaires et les lieux d'insertion des tendons. Mais qui de nous n'a pas déjà fait cette réflexion? Les artères et les veines sous-clavières sont situées près du cou; c'est le lieu d'élection d'Homère pour les plaies de ses héros, puis aux aines; c'est ici le siége du tronc des artères et veines crurales; les plaies de l'aisselle sont aussi très-graves par la lésion des artères et veines axillaires. On conçoit très-bien que la moelle épinière et le cerveau occupent la première place pour la sensibilité; et que le foie, le cœur, le poumon, le ventricule, les gros et petits intestins, les reins et la vessie, étant blessés profondément, la mort doit s'en suivre; il en est de même des plaies du bas-ventre et du bassin. Tout cela a été remarqué dans les Pronostics de Cos; comment a-t-on imaginé d'accuser Hippocrate d'une ignorance gros-

sière en anatomie? Je ne sais ; mais tout
cela prouve très-clairement qu'on n'a
pas lu ses écrits, cités beaucoup trop
légèrement, ou que, si on les a lus, l'attention en a été détournée à dessein
par d'injustes préventions.

Parlerai-je des honneurs décernés à
Hippocrate dans sa patrie? ils sont tels
qu'aucun homme, même le plus illustre,
ne peut se flatter d'en obtenir jamais
d'aussi grands, après les services les plus
éminens. Non-seulement il reçut une
couronne d'or des Athéniens, pour prix
de son dévouement dans une peste qui
ravageait le Péloponèse et la ville d'A-
thènes ; mais encore un décret lui con-
féra des honneurs presque divins; il
fut initié aux mystères d'Eleusis, et ses
enfans et descendans, par ce même
décret du sénat, furent adoptés pour
être nourris et élevés dans le Prytanée,
où les jeunes gens des familles les plus

illustres étaient seuls admis. Sont-ce là
des preuves de récompenses accordées
à une ignorance grossière en anatomie,
comme quelques jeunes médecins, encore assis sur les bancs de l'école, ne
cessent de le répéter à leurs jeunes amis?
Quant au caractère et à la noblesse du
médecin, nous conaissons le beau trait
de désintéressement d'Hippocrate; il refuse les présens et l'offre des plus grandes dignités, venant du roi Artaxerce;
ses ambassadeurs n'en reçoivent pour
toute réponse, que cette déclaration de
notre philosophe : qu'il n'a besoin ni
d'honneurs ni de richesses, et qu'il se
doit seul à sa patrie. Si ces témoigna-
ges historiques n'étaient pas de nature
à convaincre de suppositions injustes
ceux qui ont accusé notre célèbre auteur, il faudrait en les félicitant de
leur supériorité incontestable, les prier
du moins de nous indiquer les sources

où il serait possible de trouver de meilleurs préceptes que les nôtres, et surtout de vouloir bien se donner la peine de publier un texte grec plus correct et tiré d'une source plus authentique.

Mais voyons si les auteurs s'accordent sur un point si délicat, puisqu'il s'agit de ne point ravir à notre auteur sa juste célébrité. Dans le temps, dit Galien, que la médecine était toute renfermée dans la famille des Asclépiades, les pères enseignaient l'anatomie à leurs enfans et les accoutumaient à disséquer des animaux, en sorte que cela passant de père en fils, comme par une tradition manuelle, il était inutile d'écrire comment cela se faisait, puisqu'il était autant impossible qu'ils l'oubliassent, que les lettres de l'alphabet, qu'ils avaient apprises presque en même temps. Leclerc, *Histoire de la médecine*, liv. 1, chap. 11, pag. 73,

rapporte ce passage qu'il confirme de
son témoignage. On a dit dernièremeut
que Praxagoras avait été le chef de l'é-
cole anatomique de Cos, et qu'avant
lui on n'avait eu aucune idée de l'anatomie humaine; 1° qu'il avait distingué nettement les artères des veines ;
2° qu'Hérophile et Erasistrate, médecins d'Alexandrie, avaient disséqué les
premiers le *cerveau* et décrit les ventricules et les valvules du cœur ; 3° que
Galien avait aussi le premier tenté des
expériences sur les animaux vivans.
Toutefois il est facile de remarquer
dans les Traités, 1° de l'Anatomie,
2° du Cœur, des Veines, 3° de la Maladie Sacrée, inclus dans ce volume,
si les premières connaissances anatomiques appartiennent à Hippocrate.
Mais suivant Galien, Dioclès est le
premier qui ait traité de l'adminis-
tration anatomique ; il prétend même

que cette façon d'écrire était inutile avant Dioclès, parce qu'à l'école des Asclépiades, les connaissances anatomiques passaient de père en fils, et du maître au disciple, par une tradition orale. Mais les Asclépiades ayant communiqué leur art à des étrangers, comme on le voit par la formule du serment, et les instructions s'étant peu à peu ralenties, il a fallu remédier au défaut d'un enseignement traditionnel, en consignant ce que l'on savait en anatomie, dans des monumens capables de remplacer les leçons de vive voix. On croit que plus de soixante traités qui ont été perdus faisaient partie de ces monumens. Eloy, qui rapporte encore cette opinion de Galien, dans son *Histoire de médecine*, tom. 2, pag. 56, ajoute que parmi les ouvrages de Galien, qui ne sont pas parvenus jusqu'à nous, mais dont il parle dans son livre

De Libris propriis et dans celui *De Ordine legendi libros*, on remarque celui-ci : *Liber de Hippocratis Anatomia* (pag. 298.) Il est certain que toutes les précautions ont été prises dans le petit écrit intitulé : *La Loi de Médecine*, pour flétrir l'ignorance grossière de l'empirisme; tandis qu'au contraire une instruction solide, favorisée par le travail, une longue application, l'heureuse naissance et l'éducation sont surtout recommandées par Hippocrate. Cette différence existant entre l'empirisme et la médecine proprement dite, se trouve encore rappelée dans les préceptes de médecine; enfin, les Traités *de la Décence*, *du Médecin*, sont le complément de l'éducation médicale. Lorsqu'on a lu ces écrits, il est impossible de ne pas y reconnaître les progrès de la science proprement dite; le caractère du médecin y est tracé d'après une civilisation très-avancée. Maintenant si on lit le traité intitulé : *De l'Art médical*, contre ses détracteurs, on voit le philosophe de Cos, réfuter avec une ingénieuse sagacité toutes les objections des gens du monde, surtout les sophismes de ces esprits forts, qui ne croient à rien, et qui répètent avec affectation dans un salon tous ces riens, ces propos légers, dirigés contre les médecins ; jamais on ne montra plus de sagesse pour réduire au silence, ces sophistes, qui ne tiennent aucun compte de l'observation. Notre auteur se montre inaccessible à tous les reproches, et son écrit suffirait pour désarmer la critique la plus sévère. Hippocrate n'aurait rendu que ce seul service à ses successeurs, qu'il mériterait déjà leur reconnaissance : il y a donc de l'ingratitude à l'accuser aujourd'hui d'ignorance ! Mais poursuivons la revue des auteurs qui, comme Galien, ont placé Hippocrate au premier rang des philosophes et des médecins les plus célèbres. Gunz n'a point émis une opinion différente de celle de Galien, dans le livre intitulé : *In Hippocratis librum de Dissectione*, 1738, in-4°. L'auteur démontre de la manière la plus claire et la plus savante, que plusieurs découvertes, qui passent aujourd'hui pour nouvelles, remontent à Hippocrate. « On ne peut disconvenir que le père de la médecine n'ait parlé de différentes parties du corps humain précédemment aux anatomistes modernes ; mais ils en ont exposé la structure avec plus de précision, et c'est cette précision qui a fait donner le nom de découvertes à ce qu'ils en ont dit ; elle en a, en effet, l'air et le mérite. »

Grimm est aussi du même sentiment sur la part que doit avoir prise

Hippocrate, et ses successeurs, aux connaissances anatomiques, comme on le voit dans le livre intitulé : *Analytica ad antiquitates medicas, quibus anatome Ægyptiorum et Hippocratis, nec non mortis genus quo Cleopatra regina periit, explicantur*, 1774, in-4. Les biographes modernes qui ont consigné dans le tome v du Dictionnaire des Sciences Médicales leur opinion, pour combattre la tradition généralement adoptée sur les connaissances anatomiques d'Hippocrate, ont donc erré en critiquant l'ouvrage de Haller sur le même sujet, qui a pour titre : *Programma quod Hippocrates corpora inciderit*, 1737, in-4. Enfin Riolan, célèbre anatomiste, avait reconnu aussi qu'Hippocrate et ses ancêtres s'étaient occupés de l'anatomie humaine.

Kaau Boerhaave poussa plus loin ses recherches dans l'ouvrage intitulé :

Perspiratio dicta hippocratica, per universum corpus anatomicè illustrata, Lugduni Batavorum, 1738, in-12. Il s'étend fort au long sur l'exhalation et l'inhalation internes et externes. Il prouve qu'Hippocrate a eu une connaissance assez parfaite de la transpiration, mais que Sanctorius en a mieux développé les effets. Suivant Kaau, toutes les parties du corps humain qui sont pourvues d'épiderme transpirent ; il n'oublie même pas les parties qui paraissent moins essentielles, telles que la peau et les papilles de cet organe, les poils, les ongles, la graisse, les cheveux, les glandes. C'est aussi ce que remarque Hippocrate dans le livre intitulé *de Alimento*, contenu dans ce volume, et c'est précisément ainsi qu'il prouve que les viscères participent à toute la perspiration insensible, qui change et renouvelle l'aliment. Il est impossible que l'auteur en ait fait la découverte sans s'être livré à des recherches très-suivies et à des expériences souvent renouvelées sur l'anatomie et la physiologie ; quoique MM. les rédacteurs du *Dictionnaire de biographie des sciences médicales*, tom. v, Paris, 1827, veulent que « le livre *de l'Aliment* soit une » œuvre posthume d'un rhéteur ou » d'un sophiste, à cause des antithèses » qui s'y trouvent, » je soutiens, au contraire, que les pensées très-laconiques qui abondent dans ce petit ouvrage, sont absolument les mêmes que dans le livre intitulé *de Humoribus*, où la doctrine d'Hippocrate est exposée avec le même caractère de style ; je soutiens ensuite que la même doctrine philosophique, qui a présidé à la rédaction du fameux Traité des Airs, des Eaux et des Lieux, se retrouve tout

entière dans le Traité de la *Maladie
sacrée*. Kuhn, *de Circulatione sanguinis*, Sedani, 1744, in-4°, a adopté
le sentiment de ceux qui ont soutenu
qu'Hippocrate avait connu le mouvement circulaire du sang. *Ibid.*, Lacu-
na, *Anatomica Methodus, seu de Sec-
tione humani corporis Contemplatio*.
Parisiis, 1535. *Ibid.*, Gui Patin, *Con-
stat circulationem sanguinis veteribus
cognitam fuisse*, 1685, in-4°. *Ibid.*,
Simon *Pauli Oratio ad professores et
studiosos Rostochienses cur, sicut inter plastas, inter pictores Apelles,
ità inter medicos Hippocrates cele-
bretur, nemo-ve hâc œtate similis ei
existat?* Hafniæ, 1644, in-8°. *Ibid.*,
Barra, *De la Circulation du Sang et des
Humeurs*. Lyon, 1672 et 1682, in-12.
Ibid., Vanderlinden, *Hippocrates de
Circuitu sanguinis*, Lugduni Batavorum, 1661, in-4°. *Ibid.*, *Encheiri-*

dium medicum hippocratico-fernelia-
num, Lugduni, 1685. *Ibid.*, Sturm,
Oratio de linguæ græcæ, in s'udio
medico, utilitate et necessitate, Altor-
fii, 1695, in-4°, græcè et latinè. Cas-
tro, *de Alimento*, Florentiæ, 1635,
in-folio. J'ajoute, pour conclure sur
toutes les preuves que j'ai citées, que
les mots περιόδος αἵματος sont joints ensemble pour désigner la circulation du
sang, et qu'ils sont écrits en toutes
lettres dans le traité intitulé περί ἐνυπνίων
d'Hippocrate, et que le mot κύκλος, cer-
cle ou circuit, pour désigner le cours
du sang, est répété maintes fois dans
d'autres traités du père de la médecine. Ce sont des termes précis dont
on ne peut changer ni détourner le
sens; car c'est à l'idée mère qu'ils ex-
priment, que se rapportent toutes les
explications renfermées dans plusieurs
chapitres, notamment dans les Traités

du *Cœur*, des *Veines*, de l'*Aliment*, dont on trouvera le texte en regard de la traduction française dans ce volume, avec le Livre *de la Nature des Os* et *de l'Anatomie*, où il est uniquement question du corps et du squelette de l'homme, comme l'auteur l'affirme lui-même. J'ai pensé que le Traité *de la Maladie sacrée*, comme il est intitulé dans les œuvres d'Hippocrate, méritait aussi d'être traduit, pour les excellentes vues philosophiques qu'il renferme. MM. Chaussier et Clavier en désiraient ardemment la publication ; ainsi, c'est une promesse faite à l'amitié, que je remplis aujourd'hui.

Quant aux manuscrits de la bibliothèque royale, je ferai remarquer à ce sujet, que quelques auteurs ayant essayé de mettre au jour plusieurs ouvrages d'Hippocrate, ont copié le texte imprimé sans y rien changer ; et que

ceux qui ont annoncé quelque amélio-
ration, ont pris le texte que j'avais vérifié moi-même sur les manuscrits ; ils
se sont même attribué les encouragemens et les éloges que j'ai reçus ; mais,
pour prix de mes peines et de mes
soins, j'ai été rayé de la liste de mes
anciens collègues d'études, lorsque j'a-
vais mérité les suffrages honorables des
maîtres habiles, témoins de mes premiers succès. Maintenant, que pour-
rais-je ajouter à cette explication? s'il
m'eût été permis de suivre la carrière
qui m'avait été ouverte par les professeurs les plus célèbres, et d'en recueillir les fruits ; certes, je n'aurais pas
aujourd'hui à parler de tant d'injus-
tices ; mais le mal est fait : c'est au
gouvernement du Roi, ami des sciences et des lettres, à le réparer.

SOCIÉTÉ LIBRE D'ÉMULATION

POUR LES SCIENCES, LETTRES ET ARTS.

Le Secrétaire général à M. de Mercy, etc.

Monsieur,

Vous avez certainement dû trouver étrange que je ne vous aie point encore accusé la réception des trois volumes (traduction d'Hippocrate) que vous avez fait remettre, en décembre 1828, à notre Société. En voici le motif, Monsieur : ces volumes avaient été confiés à une commission qui était chargée de les examiner et d'en faire rapport à la Société, pour appuyer la proposition faite par le comité des sciences physiques et mathématiques, de vous dé-

cerner le titre de membre correspondant. Cette proposition vient d'être ac-
cueillie à l'unanimité, et j'ai l'honneur
de vous adresser le diplôme de membre
correspondant de la Société d'émula-
tion, un exemplaire de son réglement
et du procès-verbal de la dernière
séance publique.

Je me félicite, Monsieur, d'avoir à
vous annoncer cette nomination ; veuil-
lez bien y voir de la part de notre Société, un témoignage de l'estime qu'elle
porte aux succès des hommes qui,
comme vous, se consacrent à d'utiles
et laborieuses études.

Recevez, Monsieur, l'assurance
de mon entier dévoûment.

J.-J. PICARD.

Liége, le 4 janvier 1830.

M. Corvisart à M. De Mercy,
Docteur en Médecine.

Paris, 18 juillet, 1811.

J'ai reçu, Monsieur et cher confrère, l'exemplaire de votre ouvrage que vous m'avez fait l'honneur de m'adresser. Je sens, Monsieur, toute l'utilité des travaux auxquels vous vous livrez, et combien votre dévouement à expliquer aux jeunes médecins la doctrine et la pratique d'Hippocrate, mérite d'être encouragé et récompensé; mais il n'entre dans mes attributions aucun moyen d'exercer cet acte de justice distributive, qu'il me serait fort agréable de remplir à votre égard; mais lorsque le rapport de vos commissaires sera fait, et que la Faculté l'aura adopté, je crois que l'Université peut seule vous accorder la récompense dont elle vous jugera digne.

En mon particulier je désire beaucoup trouver l'occasion favorable de vous témoigner l'estime que m'inspirent votre zèle et votre dévouement.

Je vous prie de recevoir, Monsieur, et cher confrère, l'assurance de ma très-parfaite considération.

CORVISART.

« *P. S.* J'allais fermer ma lettre, Monsieur, lorsque M. Lannefranque m'a adressé la dédicace de votre ouvrage. Je l'accepte très-volontiers et vous prie d'en agréer mes remercîmens. »

Il fut décidé, en assemblée générale de MM. les professeurs, le 4 décembre 1811, qu'un traitement pécuniaire

de dix-huit cents francs par an, m'é-
tait accordé pour traduire les œuvres d'Hippocrate; et un rapport de
la Faculté du 1er février 1816, con-
firmé du suffrage des savans professeurs,
fut transmis à la commission royale de
l'instruction publique avec l'invitation
formelle exprimée dans ce rapport,
d'engager le gouvernement à m'accorder une indemnité pécuniaire annuelle
suffisante, afin de continuer la traduction française et l'édition grecque des
OEuvres d'Hippocrate. Il m'a été donné
copie de ce rapport, signé de M. Le
Roux, doyen de la Faculté. Mes commissaires étaient MM. Chaussier, Le
Roux, Désormeaux et Hallé.

La commission de l'instruction publique, en adoptant le rapport de la
Faculté, m'écrivit pour réclamer cette
indemnité à S. E. le ministre de l'intérieur. Mais, loin d'obtenir justice,

j'ai été impitoyablement rayé de la liste de mes anciens collègues d'études ; précisément par S. E. chargé de réorganiser la Faculté et l'Académie royale de médecine, en 1820 et 1823.

———

UNIVERSITÉ DE FRANCE.

Paris, le 22 mai 1824.

Son Excellence le grand-maître à M. de Mercy, docteur en médecine.

Je regrette, Monsieur, de ne pouvoir accéder à la demande que vous formez d'un local, où vous puissiez donner vos leçons sur la doctrine et la morale d'Hippocrate ; l'Université n'a point d'emplacement dont elle puisse disposer, pour le cours que vous avez l'intention d'ouvrir.

Recevez l'assurance de ma parfaite considération.

L'évêque D'HERMOPOLIS.

Le conseiller exerçant les fonctions de chancelier, chargé des Facultés,

Baron CUVIER.

P. S. De la main de M. le chancelier : On vient de me communiquer une
affiche dans laquelle vous annoncez
que vous ferez votre cours dans l'amphithéâtre de la Faculté ; je me hâte de
vous prévenir que vous n'avez aucun
droit de vous servir de cet amphithéâtre,
et que je donne au doyen l'ordre de ne
point vous y admettre.

— Quoique cette note fût signée du
grand-maître, il y avait un secrétaire
qui aurait pu éviter à M. le chancelier
l'empressement de me transmett e cette
injonction ; mais en vertu d'une autorisation précédente de l'Université, du
11 septembre 1822, je devais donner
l'explication au moins du texte des
Aphorismes d'Hippocrate aux étudians.
M. le recteur de l'académie de Paris en
avait été informé le 13 suivant ; de sorte
que ceci ressemble beaucoup à la per-
sécution. En effet, si une chaire de doc-

trine d'Hippocrate et d'histoire des cas
rares, créée à la Faculté de médecine de
Paris par la loi du 14 frimaire an III,
n'a point été remplie, quoiqu'elle eût
été confiée originairement à feu Thouret, directeur de l'école de santé; a-t-il
été dispensé légalement de faire ses leçons pendant plus de quatorze ou quinze
ans, et de remplir ainsi cette chaire?
Vacante depuis cette époque, ce sont
les jeunes gens qui ont été privés de
l'instruction; en outre, si les ordonnances royales des 29 juin 1545 et 23
mars 1566 ont créé une chaire de médecine grecque en leur faveur, au collége de France, pour l'explication gra-
tuite des textes grecs d'Hippocrate et des
pères de la médecine, lesquels ont été
expliqués et commentés par MM. Corvisart, Hallé et Bosquillon; si, dis-je,
cette chaire n'est pas remplie selon les
statuts réglementaires du collége, ce sont

les jeunes gens qui sont privés de l'instruction. Où donc est le crime que j'ai commis en demandant à expliquer les Aphorismes et autres écrits du père de la médecine que j'ai traduits? Si ces écrits, publiés avec le texte en regard du français, sont donnés en prix, depuis quatorze ans, aux jeunes officiers de santé, admis dans les hôpitaux militaires d'instruction ; si, dis-je, ces écrits sont envoyés en dons aux bibliothèques publiques, depuis plus de seize ans au nom du gouvernement français, je ne vois pas qu'il y ait eu une grande témérité de ma part, à réclamer un local à l'Université, pour y expliquer moi-même le texte grec aux étudians? Leur étonnement doit cesser en apprenant que, deux chaires leur ont été consacrées exclusivement; mais bien que j'aie fait des vœux d'y suppléer en présence de MM. *Gail* et

Chaussier et gratuitement, j'ai été taxé pour mon instruction, par l'Université, à une somme de 150 francs; puis une si singulière prétention n'a servi qu'à convaincre de l'injustice de la *répétition* : car la décision du grand-maître du 10 novembre 1826 a été annulée le 6 juin 1829; l'autorisation de l'Université d'expliquer le texte des *OEuvres* d'Hippocrate aux étudians ayant été maintenue à mes risques et périls le 23 juin précédent.

Voilà donc deux chaires vacantes, ou du moins celle de l'École de médecine, dont les émolumens ont été probablement perçus par le professeur Thouret, sans avoir fait ses leçons; puis vient la chaire de médecine grecque du collége royal de France, pour laquelle, de tout temps et sous tous les gouvernemens, les professeurs en médecine qui l'ont remplie, se sont tous

conformés aux ordonnances royales;
c'est-à-dire qu'ils ont tous expliqué et
commenté les textes grecs et latins des
pères de la médecine. MM. Laennec en
1822, et Récamier, en 1827, en ont
été dispensés. Toutefois 5,000 francs
d'honoraires leur ont été religieuse-
ment octroyés par l'état pour se consacrer à cette tâche, et pour conserver
ainsi le feu sacré dans la capitale des
sciences. Ici, au contraire, on veut
bien me faire la grâce de me dispenser
de payer une somme de 150 francs à l'U-
niversité, afin d'acquitter moi-même,
si je le juge à propos, les frais d'affi-
ches : 1° pour ouverture de cours,
2° pour loyer d'un amphithéâtre!

Le public impartial jugera si l'on a
pu violer les lois et ordonnances avec
une persévérance qui m'a fait condam-
ner, par une sorte de pouvoir occulte,
au point de m'avoir placé hors du

sanctuaire des sciences. Il s'agit de savoir, en outre, si la radiation de mon nom, à huis clos, d'une liste de quinze candidats, mes anciens collègues d'études, tous inscrits comme moi au nombre des correspondans de l'ancienne société des professeurs de l'école de médecine de Paris, depuis 1809, n'a pas été une violation du droit commun? En effet, tous ont été nommés professeurs ou agrégés à la Faculté et membres de l'Académie royale de médecine, en 1820 et 1823, par ordonnances royales. Il s'agit de savoir, dis-je, si la radiation de mon nom, à huis clos, des listes de mes anciens collègues d'études, en 1820, lorsque je fus encore rappelé au sein de la société des professeurs, en 1819, pour être élu, au scrutin, associé résident, n'a pas été maintenue pour me placer hors de la loi et faire prononcer contre moi une exclusion forcée des emplois publics, à l'exception de ceux qui sont gratuits.

ANNÉE 1828.

Extrait du registre des délibérations du Bureau de Charité du huitième arrondissement.

Séance du 5 décembre.

Le Bureau ayant à remplacer un de MM. les médecins attachés au service du Marais par un de ceux du faubourg Saint-Antoine, consulte le registre du service de MM. les médecins; et M. de Mercy se trouvant le plus ancien, le Bureau arrête qu'il est attaché, à dater de ce jour, au service de santé des quartiers du Marais et de Popincourt.

Pour extrait conforme,

Le maire, président,

MOUFLE.

Paris, le 17 janvier 1829.

5

L'arrêté ci-contre, du bureau de charité du huitième arrondissement, prouve que je suis l'un des plus anciens médecins, et qu'à ce titre j'ai dû participer aux encouragemens accordés à mes collègues.

En effet, depuis 1807, j'ai fait avec zèle les consultations et visites, en faveur des indigens du faubourg Saint-Antoine. Voici l'utilité de ce service.

Bureau de Charité du huitième Arrondissement.

Monsieur,

Je suis autorisé à vous prévenir que votre tour vous appelle à faire les consultations gratuites au Bureau, pendant les mois de novembre et décembre 1830, les mardi, jeudi et samedi de chaque semaine desdits mois, de 11 heures précises à midi, pour commencer le mardi 2 novembre.

J'ai l'honneur d'être,

Monsieur,

Votre très-humble serviteur

L'Herbon Delussats.

Cette circulaire désabusera ceux qui ont imaginé de persuader à S. Exc. le Ministre de l'Intérieur, en 1820, de ne point me comprendre au nombre des Médecins qui avaient mérité des encouragemens. Ceci prouve en effet que j'ai partagé avec mes collègues les fonctions gratuites de l'art de guérir ; conséquemment que la radiation de mon nom, de la liste de mes anciens collègues d'études, est un acte arbitraire infiniment injuste.

Besançon, le 10 mai 1829.

ESTIMABLE CONFRÈRE,

Je viens de recevoir, avec la plus grande satisfaction, votre précieuse traduction paraphrasée, des quatre dernières sections des aphorismes de notre divin patriarche.

J'ai fait depuis long-temps une étude sérieuse de la Doctrine hippocratique et de ses partisans; mais je n'ai encore rien vu de meilleur que vos écrits : c'est pourquoi, j'ai été scandalisé des tracasseries que vous avez éprouvées, mais qui militent en votre faveur; elles doivent vous rappeler cette belle sentence que Démocrite prononçait dans une de ses lettres contre les Abdéritains, ses compatriotes.

Votre affectionné et dévoué serviteur,

MARCHANT,
Médecin des hospices civils.

Car. Gotlob. Kuhn,
S. P. D.
Doctori de Mercy.

In præfatione voluminis operum
Galeni xvi, quo commentarii iii Galeni in Hippocratis Librum de Humoribus tuà benignitate è codice Msto. Bibl.
reg. Paris. descripti et mecum com-
municati continentur, tuam meritis
laudibus humanitatem et publicæ uti-
litati inserviendi studium celebravi,
cui Respublica litteraria publicationem
illorum commentariorum, qui græcè
nondùm typis excusi erant, debet.

Vale. Scribeb. Lipsiæ, d. xi.

Mens. August., CIƆIƆCCCXXIX.

DÉCLARATION DE PRINCIPES.

La France, a dit un orateur, dans
une chaleureuse improvisation à la tri-
bune, doit être la patrie de toutes les
capacités et de toutes les intelligences.
Tout citoyen est donc intéressé à rentrer dans le droit commun, s'il en était
exclu par des actes peu en harmonie
avec les lois. Or rentrer dans le droit
commun est toute mon ambition. Personne ne vénère plus que moi la science
profonde de M. le baron Cuvier, personne ne lui a montré plus d'égards :
je l'ai prié d'accueillir l'hommage de
mes veilles avec la recommandation
de feu Chaussier, membre de l'institut, qui m'offrit sa médiation auprès
de son illustre ami. Les études avaient
été entièrement négligées, personne
n'osait en parler avec quelque appa-

rence de confiance ; en attendant il y
avait une lacune à remplir. MM. Gail
et Bosquillon, professeurs de langue
grecque au collége de France, me dis-
tinguèrent parmi de jeunes disciples,
zélés amis des sciences et de la littérature. MM. Corvisart et Chaussier ac-
cueillirent mes premiers essais : je fus
encouragé. Un rapport favorable té-
moigna de l'utilité de la traduction
française des *OEuvres d'Hippocrate* ;
personne ne s'était mis sur les rangs.
Honoré de l'estime et de l'amitié des
professeurs de l'Ecole de médecine, je
voyais une tâche glorieuse à remplir.
M. le comte de Montalivet, ministre
de l'intérieur, assura la réussite de l'en-
treprise par une souscription à deux
cents exemplaires. En outre la Faculté,
en m'attachant à l'Ecole de Médecine,
et la Société des professeurs, en m'in-
scrivant sur la liste de ses correspon-

dans, avaient pris ainsi l'engagement sacré de me récompenser. Là je dus être admis aux faveurs et récompenses accordées à ceux de mes collègues qui s'étaient aussi distingués dans d'autres branches de la science médicale. Je ne songeai donc plus qu'à bien faire. Comment donc concevoir qu'après avoir, dans l'espace de dix ans, été élu associé honoraire, correspondant de plusieurs académies nationales ou universités étrangères, il s'agisse d'une radiation illégale, qui fait exception à toute idée de civilisation moderne et aux usages des sociétés littéraires? Cependant j'ai rempli la tâche honorable en vertu de laquelle j'ai reçu mes titres. Mais comment se refuser à l'évidence? en me soumettant au profond savoir de M. Cuvier, qui a prouvé de vastes connaissances dans son *Histoire des Sciences physiques et naturelles*, je n'ai pas dû m'accorder avec ceux qui ont voulu reconnaître l'ignorance grossière d'Hippocrate en anatomie et physiologie! *Amicus Plato, sed magis amica veritas.* C'est à l'exhibition des preuves, qu'est spécialement consacré ce volume. Guidé par la vérité des faits et par l'amour du bien public, j'ai la douleur d'avouer l'inefficacité de mes démarches auprès de M. le chancelier de l'Université dans les diverses occasions où je lui ai exposé avec franchise, mes griefs contre la violation du droit commun!.. J'ai demandé vainement la réparation de ce déni de justice, en protestant contre la suppression de mes droits et titres précédens; la prescription ne pourrait avoir ici d'approbateurs. Je crains que les occupations multipliées de M. le baron Cuvier, ne lui aient pas permis de faire un examen approfondi des ouvrages du père

de la médecine. J'en ai traduit le plus
grand nombre en français, et colla-
tionné le texte grec sur les meilleurs
manuscrits de la Bibliothèque royale.

Ce travail manquait entièrement à
l'instruction médicale, et surtout à nos
jeunes compatriotes, lorsque la Société
des professeurs de l'Ecole de médecine
l'avait reconnu formellement dans
son rapport lu et approuvé dans la
séance publique du 20 juin 1809. Celle-
ci m'a encouragé publiquement, et la
Faculté s'y est associée, dès mon entrée
dans la carrière, avec promesse formelle
d'une récompense : c'est ce que chacun peut vérifier. En effet, quelque
savant que l'on soit, quand on professe à la fois une grande partie des
connaissances humaines, il est bien difficile d'être également versé dans toutes.
Telle a été l'exception faite en ma faveur
par MM. les professeurs de l'ancienne

Faculté de médecine de Paris, pour m'engager à travailler avec sécurité.

Les titres que j'ai conservés en font foi. Le rapport, d'après lequel j'ai été inscrit sur la liste des quinze candidats, au nombre des correspondans de l'ancienne Société des professeurs de l'École de médecine, pour être récompensé d'un travail long et pénible, est signé de MM. *Chaussier*, président; *Duméril*, secrétaire; et *Laennec*, rapporteur. La déclaration à Son Excellence le ministre de l'intérieur, relativement à l'utilité de la traduction française des œuvres d'Hippocrate, n'a point été faite par moi, mais par plus de trente professeurs des plus célèbres, au nombre desquels je citerai surtout MM. Corvisart, Cuvier, Portal, Chaussier, Gail, Clavier, etc., tous membres de l'Académie des sciences, des inscriptions et belles-

lettres de l'Institut, et professeurs soit
à la Faculté, soit au Collége de France.

Au reste, j'ai été jugé depuis, dans
les académies, par des hommes d'un
profond savoir, qui ont constaté l'utilité et l'étendue de ces recherches.
Je ne puis donc réunir les suffrages de
juges plus diserts, ni plus convaincus
de la nécessité d'examiner le génie de
la langue grecque, et les difficultés du
travail. Il s'est agi de bien exprimer,
autant que possible, les pensées du
philosophe de Cos, du divin vieillard,
de celui enfin que nous nommons tous
le vénérable père de la médecine. Ai-je
réussi en luttant de concert, dans notre
idiome indocile et borné, pour transmettre à nos jeunes compatriotes, les
beautés renfermées dans une langue
riche de métaphores et surtout remarquable par la concision et la clarté
du style? Du moins, si tous mes efforts

pour y parvenir n'ont pas été stériles ,
j'aurais peut-être quelques droits à l'in-
dulgence du public. Alors l'injustice
dont je me plains serait réparée ; et la
récompense répondrait publiquement
à l'importance que le gouvernement a
attachée lui-même à mes longs travaux.

Au reste, je forme les vœux les plus
sincères pour le maintien de la con-
corde. Je dois à la vérité de déclarer
que, M. le baron Cuvier ayant annoncé lui-même ne point avouer tont
ce qui se répétait dans les journaux relativement à ses leçons du Collége de
France, j'aurai le plus grand plaisir
et le plus grand empressement à dés-
avouer les faits relatifs à Hippocrate,
si l'occasion m'en est offerte par l'illustre professeur ; mon intention n'é-
tant nullement d'élever ici autel contre
autel, mais de rendre seulement témoignage à la vérité. Je déclare donc

d'avance ne rien affirmer ici que sur la garantie des journaux de médecine et autres feuilles, qui ont transcrit les leçons orales de M. le baron Cuvier.

« On y reconnaît de vastes connais-
» sances, et une étude profonde de
» l'histoire des sciences physiques et
» naturelles; c'est un résumé à la ma-
» nière de Bossuet; et chacun de nous,
» en rendant justice au talent du cé-
» lèbre professeur, est devenu son ad-
» mirateur et non son critique; aussi
» bien n'ai-je émis ici mon opinion que
» conditionnellement, étant bien per-
» suadé que celui qui s'est fait le fidèle
» historien de toute l'antiquité ne s'est
» point mépris lui-même sur les opi-
» nions qu'il a émises relativement aux
» auteurs les plus célèbres. En effet,
» Hippocrate mérite autant le respect
» et la reconnaissance de tous les mé-
» decins sages, que M. le baron Cuvier

» mérite lui-même, la confiance de tous
» les hommes célèbres. La postérité lui
» rendra le même témoignage. C'est
» afin de ne voir consacrer dans les bio-
» graphies, que les éloges légitimement
» dus à nos contemporains, comme
» aux auteurs anciens, que chacun de
» nous doit apporter son faible tribut.
» Tel a été mon but principal dans
» cette préface; trop heureux si, après
» l'avoir rempli, on me pardonne
» même les fautes et les erreurs que
» je puis avoir commises. »

Mais voici venir un prospectus de
56 pages in-8°, Paris 1830, ou introduction d'un ouvrage entier, qui doit
paraître en 1831, sur l'examen de cette
question : Quel mode d'éducation faut-
il adopter pour les enfans qui sortent
de la ligne ordinaire, et qui par leurs
particularités natives ou acquises, for-

ment communément la pépinière des grands hommes, des grands scélérats et des infracteurs vulgaires de nos lois? On soutient que les philosophes anciens n'avaient presque aucune idée des fonctions du cerveau ; que les préjugés, la crainte ou la vanité, en leur faisant poser une barrière insurmontable entre l'homme et le reste de l'animalité, les privaient de comparaisons importantes. Ils constataient des faits, mais ils ne les rattachaient point à leurs véritables causes. Quelques-uns consacraient le principe de la prédestination, quelques autres s'imaginaient que la nature de l'homme *n'était point déterminée par la création*, et que le jeu fortuit des circonstances extérieures, lui imprimait ses caractères ; tous enfin écrivant sur l'éducation, négligeaient la connaissance des facultés primordiales, dont on se propose par nos méthodes le

développement et la direction, à l'a-
vantage de notre existence entière. Aucun d'eux ne les a considérées 1° en elles-mêmes et comme force active ;
2° dans leurs influences mutuelles et
leurs associations ; 3° enfin dans leur
manifestation sous la puissance de modifications externes, pag. 37, par M. le
docteur....., qui nous promet un volumineux ouvrage sur la solution de
ces questions soumises aux investiga-
tions physiologiques, suivant la doctrine de MM. Gall et Spurzheim, p. 54.

S'agirait-il donc des bosses crânien-
nes, et dirigerait-on d'après un nouveau
plan d'éducation les enfans, selon les
penchans des individus porteurs des
bosses en relief? Pense-t-on ainsi pouvoir prévenir ou corriger les déstinées
du genre humain, et réformer les coupa-
bles préméditations du vol, du meurtre,
de l'homicide, du suicide, de l'adul-

tère, du viol, du parjure et de la trans-
gression des lois? Ce sont de belles utopies, il faut en convenir. J'aimerais
autant voir se renouveler de nos jours
les essais tentés dans les républiques de
Platon et de Lycurgue, sur la commu-
nauté des biens et des femmes; chacun
au moins pourrait, à sa guise, élever
les enfans sans responsabilité person-
nelle; mais il n'en peut être ainsi dans
notre société, constituée même d'après
nos mœurs actuelles. Car si les vices
ne se corrigent plus par les bons exemples, et en interrogeant la conscience
et les bons modèles, toute méthode
qui s'éloigne de ce but est fautive.

Toutefois, je réponds à l'auteur, qui
promet d'accueillir avec bienveillance
toutes les observations: 1° que le célèbre Galien a combattu les philosophes
anciens qui ne croyaient point à la création *à priori*; qu'il a cité la *Genèse*; et

quoiqu'il fût très-peu porté en faveur des *chrétiens*, il cite toujours ensemble *Moïse* et le *Christ*, en faisant remarquer l'accord parfait entre les principes de la création posés dans la Genèse et la foi des chrétiens, au point de les montrer supérieurs à toutes les sectes des philosophes, uniquement par l'harmonie des élémens de leur doctrine.

Il fait au contraire maintes plaisanteries sur les systèmes atomiques de Démocrite et d'Épicure, généralise ses idées sous l'empire de la raison et d'un Dieu, dit-il, qui lui a commandé d'écrire; enfin, il déclare dans le Traité de l'usage des parties et de l'administion anatomique, qu'il entend moins se livrer à des discussions physiologiques, qu'à des considérations philosophiques sur le but des fonctions de chaque organe, et conclut presque à chaque page à de justes éloges et à la reconnaissance continuelle de l'homme envers Dieu son auteur ; il frappe du ridicule les ingénieuses élucubrations philosophiques émises dans la métempsycose ; il fait remarquer les différences importantes qui se trouvent presque à chaque moment d'attention entre les diverses espèces d'animaux dont il étudie ainsi les fonctions et les caractères, et l'homme, pour lequel, comme il le dit lui-même, il adresse un hymne de reconnaissance et de louanges au divin créateur ; partout il reconnaît la mystérieuse intervention de la providence, pour la conservation des êtres qui respirent sur la surface de la terre, ou qui vivent dans les mers, ou qui habitent les régions supérieures de l'air. Nous devons donc regretter, dans les considérations de M. le docteur....., qu'il n'ait pas dit un mot des excellens Traités de Galien, intitulés : *Galeni paraphrastæ Menodoti exhortatio ad artes addiscendas* ; édit. en grec et latin, in-8º, par M. le docteur Kuhn, Leipsick, 1821. Ibid., *Galeni de optimâ doctrinâ.* Ibid., *Quod optimus sit quoque philosophus.* Ibid., *de Sectis ad eos qui introducuntur.* Enfin je lui indiquerai aussi le livre d'Hippocrate *de Morbo sacro* ; il y trouvera une discussion sage et méthodique sur les causes et le siége de l'intelligence de l'homme et sur les fonctions du cerveau.

Pourquoi n'indiquerais-je pas aux jeunes gens le discours d'Isocrate à *Démonique* ; la lecture de Cicéron *de Naturâ deorum, de Officiis* *, *de Se-*

---

* Ce livre est élégamment traduit en français, avec le texte en regard, par mon excellent ami, M. Emmanuel Brosselard, chef de division au ministère de la justice.

nec tute, de *Amicitiâ*, de *Oratore*; le banquet de Platon; enfin, particulièrement, le *divin Homère*? Or, ces auteurs sont traduits et expliqués fort au long dans les classes. Il n'y a donc aux yeux des médecins, que le célèbre *Hippocrate* qui ne fasse plus maintenant partie des études classiques; tandis que l'on vient encore d'ériger une nouvelle chaire, en faveur de la littérature étrangère, à la Faculté des Lettres.

Comment espère-t-on revenir aux bons principes, quand on voit les erreurs se glisser chaque jour dans les livres modernes, à ce point de vouloir changer entièrement l'éducation classique? Mais si nous voulons que les temps deviennent meilleurs, tâchons de le devenir nous-mêmes, et pour cela perfectionnons notre système d'enseignement.

« Tout le monde sent l'importance

de l'éducation, dit M. le docteur......;
mais d'après la manière dont elle a été
dirigée dans ces derniers temps, peu
de personnes sont en état de connaître
toute l'étendue de ses ressources; le
pouvoir qui vient de se briser avait
pris à tâche de ne cultiver dans les
jeunes âmes, aucune de ces facultés qui
donnent à l'homme les sentimens de
sa grandeur, de ses droits et de ses obli-
gations; (or, ceci est une assertion
fausse et calomnieuse; car l'éducation
classique se continue aujourd'hui dans
les colléges royaux comme auparavant).
A dix-huit ans, la tête pleine de grec et
de latin et de phrases de rhétorique,
nous avons été obligés de recommencer
à nouveaux frais, avec notre science
toute *livresque* (ce qui est ici un *barba-*
risme), une nouvelle étude, celle des
hommes et des choses. »

Pour moi, je l'avouerai, une éducation dont on bannirait le grec et le latin ne serait qu'une utopie de plus dans nos nouvelles méthodes ; elle joindrait à l'oubli des langues savantes, celui des bons modèles aussi nécessaires en littérature qu'en philosophie : ainsi, par exemple, la dénégation d'utilité des Aphorismes du vieillard de Cos, expliqués sur le *texte grec*. Or, tel n'a jamais été le but de l'Université de France, de changer son système d'éducation classique. Nous ne lui réclamons qu'une chaire d'Hippocrate de plus, en faveur des médecins.

En effet, sans éducation classique, tout espoir d'expliquer avec fruit le texte des aphorismes du philosophe de Cos, deviendrait tout-à-fait nul.

Indoctus quid enim saperet, liberque laborum
Rusticus , urbano confusus , turpis honesto ?

HORAT, *Ars poet.* vers. 212 et 213.

ANALYSE.

LA description de la forme exté-
rieure de l'humérus, des côtes, du
sternum et du fémur, ne permet pas
de douter de la véracité de l'auteur :
il a indiqué le fort ligament qui unit
la tête de l'os de la cuisse à la cavité
cotyloïde de l'os *ischion*, ainsi que les
ligamens et cartilages des vertèbres
lombaires réunies au sacrum. Il a noté
l'articulation de la tête des côtes avec
la facette large et aplatie de l'apophyse transverse des vertèbres, les ligamens qui pénètrent jusqu'à la moelle
épinière, les nombreux tendons, tant
internes qu'externes, qui viennent des
fibres charnues des muscles très-longs
du dos; ils comblent l'espèce de gout-

tière, creusée le long de la colonne épinière. De chaque côté, depuis le cou
jusqu'aux lombes, les muscles intercostaux, s'étendant le long du bord interne des côtes, et remplissant les espaces intercostaux jusqu'au sternum,
sont aussi notés, ainsi que les pièces
cartilagineuses de cet os, s'articulant
d'une manière molle et lâche avec la
partie antérieure des côtes. Ceci est
un témoignage certain qu'il s'agit ici
d'un sujet âgé de moins de seize ans.
Mais la description du grand et du petit
bassin est omise; les échancrures et
tubérosités ischiatiques, le ligament
et le trou obturateurs, les grands et
petits trochanters, ne sont point indiqués. L'auteur du Traité des Articles a
pratiqué sur le mort, une mutilation
pour s'assurer, en découvrant le moi-
gnon de l'épaule, de la position de la
tête de l'humérus dans la cavité glé-

noïde du *scapulum*. On ne trouve pas ici le sphénoïde qui lie les os du crâne à ceux de la face; c'est qu'il ne pouvait être bien décrit que sur des os desséchés. Il fallait de même noter la voûte orbitaire et palatine, les deux tables du coronal, le diploé, l'apophyse zygomatique, la fosse temporale, les os unguis, les cornets du nez et les fosses nasales et maxillaires, enfin le vomer. En considérant le crâne à sa base, ce sont les éminences du rocher, la selle turcique, l'apophyse *crista galli*, l'apophyse basilaire, les apophyses mastoïde et styloïde, le trou occipital; mais il faut creuser le rocher et y procéder bien artistement pour y découvrir les canaux demi-circulaires, la conque de limaçon, les osselets de l'ouïe, dans le sujet non desséché. Il y a la membrane du tympan et le conduit auditif qui communique avec la bouche par une espèce de trompe ou pavillon. Tout cela est bien décrit dans nos livres d'anatomie : j'indique ici le Traité de M. le baron Boyer. Le fragment le plus important qui nous reste sur les viscères est intitulé : *De l'Anatomie*; mais il y a seulement des indications fugitives de leur conformation générale, dans l'écrit intitulé : *Des Chairs*, qui en serait le complément; on y trouve plus d'ensemble et de détails anatomiques. Je crois cependant avoir remarqué dans la faible description des veines, des traces du grand nerf sympathique ou *trisplanchnique*; je ne peux l'affirmer à *priori*, sans supposer l'existence d'autres traités plus complets sur le même sujet, qui ont été égarés ou perdus. Je me borne à cet aperçu général sur *l'ostéologie* d'Hippocrate : j'ajoute que la description de la colonne épinière est assez exacte dans le Livre des *Arti-*

eles, et qu'il était impossible d'acquérir cette connaissance sans avoir vu et
touché le squelette de l'homme. Mais
ce qui ne serait ici qu'une opinion devient un fait de conviction par le texte
même de l'auteur.

« Verum venarum et arteriarum
» communitates in alio sermone de-
» clarabuntur, quot et quales sint, et
» unde proficiscantur, et in qualibus
» qualia possint ? Alii vero nervi per-
» petuò annexi hinc atque illinc juxtà
» ipsa porriguntur. (Pag. 798, *De Ar-*
» *ticulis.*) Multa verò etiam alia circà
» corpus hujusmodi fraternitates ac
» cognationes habent, et circà nervo-
» rum distensiones et circà musculo-
» rum figuras, plurima, et pluris fa-
» cienda ut cognoscantur, quàm quis-
» piam putaverit, item circà intestini
» naturam, et totius ventris et circà

» uterorum errores ac distensiones. Ve-
» rùm de his alibi nobis sermo erit cog-
» natus, his quæ nunc dicuntur. (Edit.
» de Vanderlinden, tom. II, pag. 820.)»

ΙΠΠΟΚΡΑΤΟΥΣ

ΠΡΟΣ

ΤΟΝ ΥΙΟΝ ΘΕΣΣΑΛΟΝ.

HIPPOCRATE

À

SON FILS THESSALUS.

ΙΠΠΟΚΡΑΤΟΥΣ

ΠΡΟΣ

ΤΟΝ ΥΙΟΝ ΘΕΣΣΑΛΟΝ.

ά. Ἱστορίης δὲ μελέτω σοι, ὦ παῖ, γεωμετρι-
κῆς, καὶ ἀριθμήσιος. Οὐ γὰρ μόνον σέο καὶ τὸν
βίον εὐκλεᾶ καὶ ἐπὶ πολλὰ χρήσιμον ἐς ἀνθρωπίνην
μοίρην ἐπιτελέσει· ἀλλὰ καὶ τὴν ψυχὴν ὀξυτέρην
τε καὶ τηλαυγεστέρην κατὰ τὸ ἐν ἰητρικῇ ὀνῆσθαι
πᾶν ὅ τι χρήζει. Καί τοι ἡ μὲν τῆς γεωμετρίης
ἱστορίη, ἐοῦσα πολύσχημός τε καὶ πολυειδὴς, καὶ
πᾶν μετ’ ἀποδείξεως περαινομένη, ἔσται χρησίμη
πρός τε τὰς τῶν ὀστέων θέσεις, καὶ τὴν λοιπὴν
τῶν μελέων τάξιν. Εἰς τὴν γὰρ τούτων πολυτρο-

HIPPOCRATE

A

SON FILS THESSALUS.

I. Etudiez avec soin, mon fils, l'astronomie et la géométrie : car non-seulement elles peuvent faire l'ornement de votre vie, mais encore elles sont un utile aiguillon de l'esprit, et un moyen de briller dans l'exercice de la médecine. Or la connaissance de la géométrie, déjà si étendue par la diversité des figures qu'elle emploie dans la démonstration des objets multiples, vous sera bien plus utile encore, pour connaître la position des os et l'arrangement des autres parties. Vous en serez infiniment plus instruit. D'ailleurs il

6*

y a une quantité d'exemples de déplace-
mens et de fractures des os, auxquels il est
ainsi possible de remédier avec bien plus
d'adresse. En outre dans les fractures avec
éclat, où il faut faire l'amputation, l'ex-
traction, la résection ou perforation ou
cautérisation des os malades, ou employer
tout autre moyen de guérison ; on y parvient plus facilement, quand on connaît
déjà la position naturelle des os déplacés.

Enfin, il est nécessaire aussi de prévoir
la régularité et le nombre des périodes,
les changemens des fièvres accompagnées
d'une grande soif, et les crises, pour être
en sécurité dans les maladies : car il est ici
évident que tel doit être le ministère de la
médecine ; qu'ainsi la comparaison de tension et rémission, lorsque l'équilibre est
rompu, fournit des données suffisantes
pour ne point commettre d'erreurs. C'est
pourquoi je vous invite surtout à acquérir cette faculté, à l'aide d'une sage expérience. Portez-vous bien.

πίην εὐεπιγνωστότερον, ἐμβολῇ τε ἄρθρων καὶ τῇ τῶν ὀστέων τῶν συντριβομένων ἀναπρίσει τε, καὶ ἐκτρυπήσει, καὶ συνθέσει, καὶ ἐξαιρέσει, καὶ τῇ λοιπῇ θεραπείῃ χρῆσθαι, εἰδότι, ὁκοῖόν τε χωρίον ἔστι καὶ τὸ ἐκ τούτου ἐξορεύμενον ὀστέον.

Ἡ δὲ τῆς ἀριθμήσιος τάξις πρός τε τὰς περιόδους, καὶ ἀλόγους τῶν πυρετῶν μεταστάσιας, καὶ τὰς κρίσιας τῶν νοσεόντων, καὶ τῆς ἐν νούσοις ἀσφαλείης ἀρκέουσα ἔσται. Μάλα γὰρ σεμνὸν ὑπηρεσίαν ἔχειν ἐν ἰητρικῇ τοιήνδε, ἥτις σοι μέρεα τῆς ἐπιτάσιος καὶ τῆς ἀνέσιος, ὅταν ἄνισα ὄντα τὴν μοῖραν, εὔγνωστα παρέχεται, χωρὶς ἀμπλακίης. Διὸ δὴ κάρτα ἐς δύναμιν ἀφικνέο τῆς τοιῆσδε ἐμπειρίης. Ἔρρωσο.

ΠΕΡΙ

ΟΣΤΕΩΝ ΦΥΣΙΟΣ.

✻

DE LA NATURE DES OS.

✻

ΙΠΠΟΚΡΑΤΟΥΣ

ΠΕΡΙ

ΟΣΤΕΩΝ ΦΥΣΙΟΣ.

ά. Οστέων φύσις. Δακτύλων μὲν ἁπλᾶ καὶ ὀστέα καὶ ἄρθρα· χειρὸς δὲ καὶ ποδὸς πουλλὰ, ἀλλὰ ἀλλοίως συνηρθρωμένα· μέγιστα δὲ τὰ ἀνωτάτω. Πτέρνης δὲ ἓν, οἷον ἔξω φαίνεται. Πρὸς δὲ αὐτὴν οἱ ὀπίσθιοι τένοντες φαίνονται. Κνήμης δὲ δύο, ἄνωθεν καὶ κάτωθεν ξυνεχόμενα, κατὰ μέσον δὲ διέχοντα. Σμικρὸν τὸ ἔξωθεν, κατὰ τὸν σμικρὸν δάκτυλον λεπτότερον βραχεῖ. Πλεῖστον δὲ ταύτῃ διέχουσι καὶ σμικροτέρῃ ῥοπῇ κατὰ γόνυ. Καὶ ὁ

HIPPOCRATE.

DE

LA NATURE DES OS.

———

1. La nature de os est ainsi qu'il suit.
Les os des doigts sont joints simplement;
mais leur articulation avec la main et le
pied est plus compliquée, surtout à leur
extrémité supérieure. Le talon est formé
d'un seul os, très-saillant, sur lequel ap-
paraissent les tendons postérieurs. La jambe
a deux os, unis en haut et en bas, mais séparés dans le milieu. Le moins gros est extérieur; il a à peu près la grosseur du petit
doigt. Mais il y a une grande différence
de ces os, surtout au genou et en dehors, où

naît un tendon. Inférieurement ils ont une épiphyse commune, autour de laquelle se meut le pied ; supérieurement il en ont une autre, sur laquelle glisse l'os de la cuisse par son extrémité condyloïdienne bornée en haut par un nœud ou rotule.

II. Le fémur est courbé en dehors et en long. Sa tête, formée d'une épiphyse, est ronde ; elle est fixée par un ligament rond, à la cavité cotyloïde de l'os ischion. Sa direction en haut est oblique, mais moins que celle de l'os du bras. La hanche est unie à la grande vertèbre lombaire, et à l'os sacrum par un ligament épais et par un cartilage.

L'épine, depuis l'os sacrum jusqu'à cette vertèbre, est courbée pour y loger la vessie, les parties génitales et le rectum en partie. Ensuite l'épine se courbe, jusqu'à l'endroit où le diaphragme s'y attache ; là est situé le muscle psoas ou lombaire. Puis l'épine se courbe encore jusqu'à la grande vertèbre, située au dessus de l'omoplate. L'épine paraît cependant plus courbée qu'elle ne l'est effective-

τένων ἐξ αὐτοῦ πέφυκεν, ὁ παρὰ τὴν ἰγγνύην
ἔξω. Ἔχουσι δὲ κάτωθεν κοινὴν ἐπίφυσιν, πρὸς
ἣν ὁ ποῦς κινέεται. Ἄλλην δὲ ἄνωθεν ἔχουσιν
ἐπίφυσιν, ἐν ᾗ τὸ τοῦ μηροῦ ἄρθρον κινέεται
ἁπλῶς καὶ εὐσταλέως ἐπὶ μήκει, εἶδος κονδυλῶδες, ἔχον ἐπιμυλίδα.

ϛ΄. Αὐτὸς δ᾽ ἔγκυρτος ἔξω καὶ ἔμπροσθεν. Ἡ δὲ
κεφαλὴ ἐπίφυσίς ἐστι στρογγύλη, ἐξ ἧς τὸ νεῦρον,
τὸ ἐν τῇ κοτύλῃ τοῦ ἰσχίου, πέφυκεν. Ὑποπλάγιον
δὲ καὶ τοῦτο προσήρτηται· ἧσσον δὲ βραχίονος.
Τὸ δ᾽ ἰσχίον προσίσχεται πρὸς τῷ μεγάλῳ σπονδύλῳ τῷ παρὰ τὸ ἱερὸν ὀστέον, χονδρονευρώδει
δεσμῷ.

Ῥάχις δὲ ἀπὸ μὲν τοῦ ἱεροῦ ὀστέου μέχρι
τοῦ μεγάλου σπονδύλου κυφή, κύστις τε καὶ γονὴ
καὶ ἀρχοῦ τὸ ἐγκεκλιμένον ἐν τούτῳ. Ἀπὸ δὲ τούτου ἄχρι φρενῶν ἦλθεν ἡ ἰθύλορδος, κἀὶ αἱ ψόαι
κατὰ τοῦτο. Ἐντεῦθεν δὲ ἄχρι τοῦ μεγάλου σπονδύλου, τοῦ ὑπὲρ τῶν ἐπωμίδων, ἰθυκυφής. Ἔτι

δὲ μᾶλλον δοκέει, ἢ ἔστιν. Αἱ γὰρ ὄπισθεν τῶν
σπονδύλων ἀποφύσιες ταύτῃ ὑψηλόταται. Τὸ δὲ
τοῦ αὐχένος ἄρθρον, λορδόν.

γ΄. Σπόνδυλοι δὲ ἔσωθεν ἄρτιοι πρὸς ἀλλήλους·
ἀπὸ δὲ τῶν ἔξωθεν χόνδρων καὶ νεύρων ξυνεχό-
μενοι. Ἡ δὲ ξυνάρθρωσις αὐτῶν ἐν τῷ ὄπισθεν τοῦ
νωτιαίου. Ὄπισθεν δὲ ἔχουσιν ἔκφυσιν ὀξείην,
ἔχουσαν ἐπίφυσιν χονδρώδεα, ἔνθεν νεύρων ἀπό-
φυσις καταφερής· ὥσπερ καὶ οἱ μύες παραπεφύκα-
σιν ἀπὸ αὐχένος ἐς ὀσφῦν, πληρεῦντες δὲ πλευρέων καὶ ἀκάνθης τὸ μέσον. Πλευραὶ δὲ κατὰ τὰς
διαφύσιας τῶν σπονδύλων νευρίῳ προσπεφύκασιν,
ἀπ᾽ αὐχένος ἐς ὀσφῦν ἔσωθεν. Ἐπίπροσθεν δὲ κατὰ
τὸ στῆθος, χαῦνον καὶ μαλθακὸν τὸ ἄκρον ἔχουσαι,
εἶδος ῥομβοειδέστατον τῶν ζώων. Στενότατος γὰρ
ταύτῃ ὁ ἄνθρωπος ἐπ᾽ ὄγκων. Ἦ δὲ μὴ πλευραί
εἰσιν, ἔκφυσις πλαγίη [καὶ] βραχείη καὶ πλατείη,

ment, parce que dans son milieu les apophyses épineuses sont très-allongées; mais
au cou elles sont plus obliques.

III. Les vertèbres du dos sont parfaitement égales en dedans ; toutes sont arti-
culées par synarthrose, au moyen de cartilages épais et de ligamens qui pénètrent,
en arrière jusqu'à la moelle épinière ; elles
ont extérieurement des apophyses épineuses et des épiphyses cartilagineuses, à
la base desquelles naissent extérieurement
les nerfs ; tandis qu'intérieurement les
muscles remplissent l'intervalle des côtes
et l'espèce de sinuosité de l'épine du dos,
depuis le cou jusqu'au sacrum. Les côtes
s'articulent en arrière avec les apophyses
transverses depuis la partie inférieure du
cou, jusqu'aux lombes; et en avant avec le
sternum, par leur extrémité antérieure et
par sa portion molle et cartilagineuse ; ces
os sont courbés suivant chaque espèce
d'animal. Le sternum est très-étroit et
très-petit chez l'homme ; les côtes s'articulent avec les vertèbres et les apophyses

transverses par des facettes courtes, larges
et aplaties ; celles-ci sont attachées fortement par des tendons très-courts et nerveux ; le sternum est lui-même composé
de plusieurs pièces, et s'articule avec les
côtes par des ligamens cartilagineux.

iv. Les clavicules sont rondes à leur
face antérieure et très-courtes vers le sternum , où elles ont de très-petits mouvemens, mais de plus fréquens vers l'acro-
mion. Cette éminence naît de l'omoplate
différemment chez les animaux. Le scapulum est cartilagineux vers le rachis, où il
est attaché librement ; cet os est tout-à-
fait irrégulier extérieurement ; il a une espèce de col garni d'une apophyse cartilagineuse, vers laquelle s'élèvent les côtes ;
c'est de tous les os celui qui s'échappe
le plus facilement , après l'humérus. Ce
dernier a une tête ronde , suspendue à
un nerf et à la cavité de l'omoplate , re-
vêtue d'un épiphyse avec un cartilage ar-
ticulaire, environné d'un ligament mou.
L'os du bras est contourné en dehors et

ἐφ᾽ ἑκάστῳ σπονδύλῳ νευρίῳ προσπεφύκασι. Στῆθος δὲ ξυνεχὲς αὐτὸ ἑωϋτῷ, διαφύσιας ἔχον πλα-
γίας, ᾗ πλευραὶ προσήρτηνται· χαῦνον δὲ καὶ
χονδρῶδες.

δ. Κληῖδες δὲ περιφερέες ἐς τοὔμπροσθεν ἔχουσαι, πρὸς μὲν τὸ στῆθος, βραχείας κινήσιας, πρὸς
δὲ τὸ ἀκρώμιον, συχνοτέρας. Ἀκρώμιον δὲ ἐξ ὠμο-
πλατέων πέφυκεν, ἀνομοίως τοῖσι πλείστοισιν.
Ὠμοπλάτη δὲ χονδρώδης τῷ πρὸς ῥάχιν, τῷ δ᾽ ἄλλῳ
χαύνη· τὸ ἀνώμαλον ἔξω ἔχουσα, αὐχένα δὲ καὶ
κοτύλην ἔχουσα χονδρώδεα, ἐξ ἧς αἱ πλευραὶ
κίνησιν ἔχουσιν· εὐαπόλυτος ἐοῦσα ὀστέων, πλὴν
βραχίονος. Τούτου δὲ ἐκ τῆς κεφαλῆς νευρίῳ ἡ
κεφαλὴ ἐξήρτηται, χόνδρου χαύνου περιφερῆ ἐπίφυσιν ἔχουσα. Αὐτὸς δ᾽ ἔγκυρτος ἔξω, καὶ ἔμπροσθεν πλάγιος, οὐκ ὀρθὸς πρὸς κοτύλην. Τὸ δὲ

πρὸς ἀγκῶνα αὐτοῦ πλατὺ καὶ κονδυλῶδες, καὶ
βαλβιτῶδες, καὶ στερεὸν, [καὶ] ἔγκοιλον ὄπισθεν·
ἐν ᾧ ἡ κορώνη ἐκ τοῦ πήχεος, ὅταν ἐκταθῇ ἡ
χεὶρ, ἔνεστιν. [Τὸ γὰρ ὀστέον τὸ παρὰ τὸν καρπὸν ἐξέχον, τὸ κατὰ τὸν σμικρὸν δάκτυλον, τοῦτο
μὲν τοῦ πήχεός ἐστι. Ἔστι δ᾽ ἐκείνω τῷ ὀστέῳ
τοῦτο, καὶ πρὸς τὸ τοῦ βραχίονος ὀστέον, ὁ ἀγκὼν
καλέομενος ὃν ποτε στεριζόμεθα. Οὕτω ὑπτίνην
ἔχοντι τὴν χεῖρα τοῦτο τὸ μὲν τὸ ὀστέον διεστρκμ-
μένον φαίνεται. Διαστρέφεται περὶ τοῦ βραχίονος
τοῦ ὀστέου.] Ἐς τοῦτο καὶ τὸ ναρκῶδες νεῦρον, ὃ
ἐκ τῆς διαφύσιος τῶν τοῦ πήχεος ὀστέων, ἐκ μέσων ἐκπέφυκε καὶ περαίνεται.

έ. Ὀστέα χειρὸς εἰκοσιεπτά. Ποδὸς εἰκοσιτέσ-
σαρα. Τραχήλου ἐς τὸν μέγαν, ἑπτά· ὀσφύος πέντε.
Ῥάχιος εἴκοσι. Κεφαλῆς ξὺν ὀπωπίοις ὀκτώ. Ξύμ-
παντα ζά. Ξὺν ὄνυξι, ριά. Ἃ δ᾽ ἡμεῖς αὐτοὶ ἐξ

obliquement à sa partie antérieure, s'écartant un peu de la cavité glénoïde de l'omoplate. La partie la plus rapprochée du coude est large, noueuse, concave en arrière pour y loger l'apophyse du coude, lorsque le bras est étendu; elle est courbée et creusée près des condyles, pour recevoir en partie l'apophyse coronoïde du cubitus. [Ce dernier s'articule extérieurement avec les os de la main, près du petit doigt; il se réunit en haut à l'humérus. C'est sur l'apophyse que l'on nomme aussi l'os du coude que nous nous appuyons. Il paraît tourner dans les mouvemens de pronation et de supination de la main; mais c'est le radius qui se meut sur l'os humérus.] Derrière l'articulation passe le nerf, qui produit de l'engourdissement par une légère compression; il traverse le milieu des deux os près du coude, et se termine à la main.

v. Celle-ci a vingt-sept os. Il y en a vingt-quatre au pied; on compte sept vertèbres au cou, vingt-quatre aux lombes;

huit os pour le crâne, avec ceux qui forment l'orbite; en tout quatre-vingt onze; et cent onze, y compris les ongles. Au reste, comme nous l'avons appris d'après les os de l'homme, il y a sept vertèbres au cou, dont la première s'articule avec le crâne. Il y a autant de côtes que de vertèbres, savoir douze de chaque côté. Extérieurement sont les espaces intercostaux et les cinq vertèbres lombaires, qui terminent l'épine du dos.

ἀνθρώπου ὀστέων κατεμάθομεν, σπόνδυλοι οἱ ἄνω τῆς κληΐδος ξὺν τῷ μεγάλῳ, ἑπτά. Οἱ δὲ κατὰ τὰς πλευρὰς, ὅσαιπερ αἱ πλευραί, ιϛ. Οἱ δὲ κατὰ κενεῶνας ἐκτὸς, ἐν ᾧ τὰ ἰσχία ἐν τῇ ὀσφύι, πέντε.*

Τῷ βάλεν Αἰνείαο κατ' ἰσχίον· ἐνθάδε μηρὸς
ἰσχίῳ ἐνστρέφεται· κοτύλην δέ τέ μιν καλέουσι.
Θλάσσε δέ οἱ κοτύλην, πρὸς δ' ἄμφω ῥῆξε τένοντε.

Hom., *Iliad.*, liv. v, vers 305-6-7.

Cette seule citation prouve évidemment qu'Homère a connu les écrits des médecins.

ANALYSE.

Voici un document sur la physiologie d'Hippocrate, encore plus précieux
que le précédent. Il s'agit ici de connaissances précises des fonctions des
viscères, dont l'étude constante avait
fait accuser le philosophe Démocrite
de folie par les Abdéritains ses compatriotes. Jamais démenti plus formel
ne fut donné à la calomnie, si même
nous ne savions déjà que le célèbre
Hippocrate, reprochant aux Abdéritains leur noire ingratitude, avait
vengé leur philosophe de tous les traits
acérés du sophisme. Dans l'entrevue du
philosophe d'Abdère avec le philosophe
de Cos qu'une bienveillance mutuelle
avait rapprochés ; après une courte

explication, il est fait mention surtout de la manière noble et distin-
guée avec laquelle le célèbre Hippocrate fut reçu: *Asclepiadarum nobilitas
et magnæ sapientiæ tuæ in re medica
gloria multum celebris etiam ad nos
pervenit.* Notre habile auteur n'est
donc point traité ici comme un ignorant, par un homme presque aussi célèbre que lui dans l'étude des siences
naturelles. Un pareil témoignage, d'a-
près l'épître que nous avons ici sous les
yeux, vaut bien sans doute les asser-
tions de quelques auteurs, qui se sont
réservé tous les éloges, pour dépouiller
Hippocrate de sa gloire immortelle
et l'accuser d'ignorance en anatomie.
Mais c'est ici que le philosophe de Cos
pourrait adresser à ses adversaires une
réponse telle que celle de Démocrite.
*Dic, inquam, per Deos : numquid uni-
versus mundus ægrotare se non animad-*

vertit, et non habet quæ legationem de-
mittat ad sui curationem? Il faut remarquer qu'Hippocrate a non-seulement approuvé le philosophe d'Abdère,
mais qu'il a prononcé contre ses compatriotes ce jugement, qui a été celui
de la postérité : *Apud concives tuos...*
labor virtutis insania judicatur.

Une autre épître nous fait connaître
l'estime réciproque que se témoignè-
rent ces deux grands hommes. Voici à
ce sujet la réponse de notre célèbre auteur à son illustre ami :

« ... *Eos vero qui me induxerunt ad*
» *te, velut insanientes, reprehendi :*
» *nam ipsi medicamento opus habe-*
» *bant. Quandoquidem igitur casus non*
» *in idem conjunxit, recte feceris si ad*
» *nos frequentius litteras dederis, et*
» *libros à te conscriptos impertiveris.*
» *Misi autem etiam ipse tibi de veratri*
» *usu libellum.* » (Edit. de Vander Lind.,

tom. 2, pag. 333.) Ainsi, il est prouvé
qu'Hippocrate ne pouvait être plus
ignorant que son célèbre contemporain,
dont l'épître sur les fonctions de l'économie animale nous donne ici une juste
idée de l'état des connaissances physiologiques à cette époque. Au moins
n'y a-t-il pas le plus léger soupçon d'i-
gnorance. Comment voudrait-on prouver maintenant qu'une pareille méprise
pût rejaillir imaginairement sur Hippocrate? Les livres de Démocrite rou-
laient sur ses recherches anatomiques;
mais ils ne nous sont point parvenus.
Comme il n'est pas naturel qu'un ignorant puisse correspondre avec un
homme savant, on fera peut-être l'honneur au célèbre médecin de Cos, de
l'absoudre d'une soi-disant incapacité,
qui l'aurait privé de s'entendre avec le
philosophe Démocrite. Mais puisque la
physiologie était déjà si avancée par

l'étude du philosophe d'Abdère , elle
avait dû déjà prospérer long-temps auparavant dans la famille des Asclépiades, chargée de l'enseignement de la médecine dans l'île de Cos. Or cette dernière florissait par cet enseignement; et
ce fut enfin à Hippocrate que la science
médicale dut entièrement ses préceptes
immortels. Quant aux preuves des connaissances physiologiques de notre célèbre auteur, comme elles sont très-
nombreuses , nous les avons puisées
dans ses œuvres. Elles sont toutes basées
sur la connaissance immédiate des
fonctions des organes chargés de l'en-
tretien et de la conservation de la vie.
Le philosophe de Cos , loin de discou-
rir imaginairement sur le chaud, le
froid, le sec et l'humide, comme la
plupart des philosophes ses contemporains, et éclairé peut-être aussi par
Démocrite , s'empressa de combattre

les systèmes le plus en vogue sur les causes finales. La théorie des quatre élémens, savoir l'air, l'eau, le feu et la terre, avait donné naissance aux quatre qualités du froid, du chaud, du sec et de l'humide : il s'agissait en outre de ramener tout à l'unité ou à un principe unique, qui pût aussi être adopté en médecine ; cette prétention fut victorieusement combattue par le philosophe de Cos. Il s'est montré surtout l'ennemi des hypothèses, dans son Traité de l'ancienne Médecine.

« Si en effet, dit-il, le chaud, le
» froid, le sec et l'humide sont nuisibles
» à l'homme, il suffira, pour le guérir,
» d'employer le secours le plus effi-
» cace, qui consistera à opposer le
» chaud au froid, le sec à l'humide ou
» l'humide au sec. S'il s'agit, par exem-
» ple, de prescrire à un malade le chaud,
» le froid, le sec ou l'humide, on ne

» saura rien lui répondre, pour lui
» annoncer comment le chaud lui est
» ordonné : car il ne manquera pas de
» demander ce que c'est : alors il fau-
» dra nécessairement extravaguer ou
» lui échapper par quelque supposi-
» tion. » (Traduction d'Hippocrate,
avec le texte en regard ; in-12 ; Paris,
1823.)

Or comment a-t-on supposé qu'Hippocrate n'aurait puisé en physiologie
d'autres connaissances que celles du
froid, du chaud, du sec et de l'humide?
Cette supposition est entièrement imagi-
naire ; mais elle prouve qu'on n'a pas
lu , et rien de plus ; elle a été répétée
du haut des chaires dans cette capitale,
au point d'être répandue dans les jour-
noux, et transmise à une foule de jeunes
gens, qui ne lisent point les œuvres
du père de la médecine. C'est donc, je

7*

le répète, parce qu'on n'a pas lu, qu'il
est possible d'émettre de pareilles opinions sur la doctrine hippocratique ;
c'est un moyen assuré de la déconsi-
dérer aux yeux des étudians, en leur
affirmant comme la vérité ce qui n'est
au fond qu'une hypothèse. Ceci, comme
je l'ai dit, est dans l'intérêt des auteurs
modernes, qui enseignent aux étudians
les nouvelles doctrines. Mais les preuves par lesquelles Hippocrate a fondé ses
immortels préceptes sur le régime et
sur l'observation des maladies, n'ont
aucun rapport avec le froid, le chaud,
le sec et l'humide : la description des
signes des maladies avec leurs symptômes et leurs crises est complète dans
les Traités du Pronostic, des Epidémies,
des Prénotions de Cos, des Prédictions
ou Prorrhétiques ; elle est tellement
précise que les auteurs modernes con-
viennent de la supériorité du maître ,

qu'ils nomment alors admirable et divin.

Comment accorder alors la vérité des sentences avec une ignorance grossière en anatomie et en physiologie, qui surpasse encore celle de Platon, qui n'a rien écrit sur la même partie? Mais c'est encore un moyen de détruire dans l'esprit des jeunes gens la haute opinion qu'on leur donne du talent d'Hippocrate, considéré comme habile observateur dans les maladies. Comment en effet, se persuader qu'un médecin qui ne sait raisonner en physiologie qu'en vertu des quatre qualités du chaud, du froid, du sec et de l'humide, puisse jamais devenir un guide sûr dans la description des maladies? Aussi bien, les Livres des Epidémies ne mériteraient plus d'être lus; les Traités des Aphorismes, du Régime dans les maladies aiguës et du Pronostic n'offriraient

aucunes vues utiles , pour former d'habiles médecins ! Personne ne voudrait
plus se charger de les expliquer aux
jeunes gens ; et la lecture du texte grec
ne serait plus considérée que comme
un luxe de collége. Comme si la vraie
médecine pratique, celle qui est fondée sur l'expérience de vingt-deux
siècles , et peut-être de plusieurs milliers d'années qui les avaient précédés,
ne prouvait plus rien par elle-même !
Mais enfin , puisque l'on veut créer une
nouvelle science de toutes pièces, nous
citerons aux amateurs le sentiment de
Boerhaave, qui, certes, n'est pas moins
digne d'être rapporté que les opinions
des auteurs modernes.

« Tanta hæc tamque difficilia sunt ,
» ut nulli mortalium ætas, opportu-
» nitas, corporis vel animi vires suf-
» ficiant, ut ab se nunc hæc absolvenda
» speret.

» Recolatur memoria atque tot scrip-
» torum millia ; unus modo nomine-
» tur, qui et sua tractet et ad liberæ ve-
» ritatis sanctitatem castigatus sit !

» Solus ille nostræ scientiæ condi-
» tor mira hac puritate nitet, solus li-
» ber est. »

(HERMANI BOERHAAVE *Oratio de com-
mendando studio Hippocratico ha-
bita*, etc. : ex operibus omnibus medi-
cis extracta, in-4°, *Venetiis*, 1735,
pag. 433.)

C'est, en un mot, cette libre défense
de la vérité qu'il faut protéger dans
l'enseignement , si l'on veut favoriser
l'instruction des jeunes gens. Ce vœu
est ici exprimé par le plus célèbre des
auteurs en médecine. C'est aussi le
mien.

ΔΗΜΟΚΡΙΤΟΣ

ΙΠΠΟΚΡΑΤΕΙ,

ΠΕΡΙ ΦΥΣΙΟΣ ΑΝΘΡΩΠΟΥ.

DÉMOCRITE

A HIPPOCRATE,

DE LA NATURE HUMAINE.

ΔΗΜΟΚΡΙΤΟΣ

ΙΠΠΟΚΡΑΤΕΙ,

ΠΕΡΙ ΦΥΣΙΟΣ ΑΝΘΡΩΠΟΥ.

ά. Χρὴ πάντας ἀνθρώπους ἰητρικὴν τέχνην ἐπίστασθαι, ὦ Ἱππόκρατες· καλὸν γὰρ ἅμα καὶ ξυμφέρον ἐς τὸν βίον· τουτέων δὲ μάλιστα τοὺς παιδείας καὶ λόγων ἴδριας γεγενημένους. Ἱστορίην σοφίης γὰρ δοκέω ἰητρικῆς ἀδελφὴν καὶ ξύνοικον. Σοφίη μὲν γὰρ ψυχὴν ἀναρύεται παθέων· ἰητρικὴ δὲ νούσους σωμάτων ἀφαιρέεται. Αὔξεται δὲ νοῦς παρεούσης ὑγιείης, ἣν καλὸν προνοέειν τοὺς

DÉMOCRITE

A HIPPOCRATE,

DE LA NATURE HUMAINE.

---

1. Tous les hommes doivent avoir connaissance de la médecine, ô célèbre Hippocrate ! car c'est une occupation honnête et utile dans la vie, et surtout pour ceux qui sont érudits et éloquens ; car à mon avis la médecine est sœur et compagne de la sagesse. En effet, l'une débarrasse des maladies du corps, et l'autre des tribulations de l'âme. L'intelligence s'accroît par la santé, qui se règle aussi sur la sagesse ; car dès que le corps languit, l'esprit n'a plus le même goût de la vertu.

Enfin, tout accès morbide par sympathie obscurcit l'âme et obstrue l'intelligence. En général, la description de la nature de l'homme est ainsi qu'il suit : le cerveau, qui occupe la région la plus élevée du corps, est renfermé par une double cloison dans des membranes nerveuses ; il protége les parties supérieures, est le gardien de l'intelligence ; environné des os, qui lui servent de soutien, il est le régulateur des pensées et de l'âme. Extérieurement, la peau est recouverte des cheveux, qui sont l'ornement de la tête. La faculté visuelle est propre au globe de l'œil, placé sous le front et composé de diverses membranes, renfermant des humeurs, à l'effet de modifier les rayons du jour. La pupille, très-lucide, est protégée de chaque côté par les paupières, qui revêtent le globe de l'œil. De chaque côté sont les fosses nasales, qui perçoivent les odeurs. Les lèvres environnent mollement la bouche, et aident à l'exacte prononciation des sons, à leur euphonie, et à la pa-

ἐσθλὰ φρονέοντας. Ἔξεως δὲ σωματικῆς ἀλγεούσης,
οὐδὲ προθυμίην ἄγει νόος ἐς μελέτην ἀρετῆς. Νοῦ-
σος γὰρ παρεοῦσα, δεινῶς ψυχὴν ἀμαυροῖ, φρό-
νησιν ἐς συμπαθείην ἄγουσα. Φύσιος δὲ ἀνθρω-
πίνης ὑπογραφὴ θεωρίην ἔχει τοιήνδε. Ὁ μὲν
ἐγκέφαλος φρουρέει τὴν ἄκρην τοῦ σώματος, ἀσ-
φαλείην ἐμπεπιστευμένος, ὑμέσι νευρώδεσι συν-
εισκατοικέων. Ὑπὲρ ὃν, ὀστέων διπλαῖ φύσιες ἀναγ-
καῖαι ἀρηρυῖαι, δεσπότην φύλακα διανοίης κα-
λύπτουσιν ἐγκέφαλον. Τριχῶν εὐκοσμίη χρῶτα
κοσμῶσα. Τὸ δὲ τῶν ὀμμάτων ὁρητικὸν ἐν πολυ-
χίτωνι φωλεῦον, ὑγροῦ ἐνστασίαις ὑπὸ μετώπων,
κολασίη συνίδρυται· θεωρίης δὲ αἴτιον. Ἀκριβὴς δὲ
κόρη, φύλακα ταρσὸν εὐκαιρίης ὑπομένει. Διπλοῖ
δὲ ῥώθωνες, ὀσφρήσιος ἐπιγνώμονες, διορίζουσιν
ὀφθαλμῶν γειτνίην. Μαλακὴ δὲ χειλέων ἀφή,
στόματι περιπτυσσομένη, ῥημάτων αἴσθησιν, ἀκρι-
βῆ τε διάρθρωσιν παρέσχηκε κυβερνωμένη. Γέ-

νειον δὲ, ἀκροτελὲς καὶ χελύνειον, γόμφοις συνηρ-
μοσμένον. Ἐνδοχεῖα δὲ μύθων ὦτα δημιουργὸς
ἀνέωγεν. Οἷς ἐπεὼν ὁ θυμὸς, οὐκ ἀσφαλῆς διή-
κονος ἀλογιστίης γίγνεται. Λαλιῆς μήτηρ γλῶσσα,
ψυχῆς ἄγγελος, πυλωρεῦσα τὴν γεῦσιν, ὀχυροῖς
ὀδόντων θριγκοῖσι πεφρούρηται. Βρόγχος δὲ καὶ
φάρυγξ, ἡρμοσμένοι ἀλλήλοις, γειτνιῶσιν. Ὁ μὲν
γὰρ ἐς κέλευθον πνεύματος· ὁ δὲ ἐς βυθὸν κοιλίης
τροφὴν προπέμπει, λάβρον ὠθεύμενος.

ϛ΄. Κωνοειδὴς δὲ καρδίη βασιλὶς, ὀργῆς τιθηνὸς,
πρὸς πᾶσαν ἐπιβουλὴν ἐνδέδηκε θώρακα. Θαμινὰ
δὲ πνευμάτων σήραγγες ἠέρι διαδεύμεναι, φωνῆς
αἴτιον πνεῦμα τίκτουσι. Τὸ δὲ χορηγὸν αἵματος,
καὶ μεταβάλλον ἐς τροφὴν, ξὺν λοβοῖς πολλάκις
κοιλίη περίπλοόν ἐστιν ἧπαρ, ἐπιθυμίης αἴτιον.
Χλωρὴ δὲ χολὴ πρὸς ἥπατι μένουσα, καὶ διαφθορὴ
σώματος ἀνθρωπηίου ὑπερβλύσασα γίγνεται· βλα-

role. Le menton, avec les dents, a la forme d'une lyre. Le créateur a creusé le rocher et a formé le pavillon de l'oreille, pour y recueillir les sons, afin d'être juge du langage, qui est le messager de l'âme. Enfin la langue, mère de la parole, est l'organe du goût, environnée des dents, qui lui servent de limites. A sa base se trouvent la bouche et la gorge; celle-ci sert au passage de l'air; celle-là reçoit les alimens, et les transmet à toute la capacité du ventre.

II. Le cœur, le plus noble de tous les organes, d'une forme cônique, est la source du courage; il excite la poitrine par différentes voies; car l'air, s'échappant de ses cavernes, est la cause des sons et de la voix. Quant au sang, transformé en aliment, le reflux s'en fait dans la veine-cave, communiquant avec les lobes du foie, qui est l'organe des désirs. Aux environs se trouve la bile verte, toujours prête à faire effervescence, et qui tend par sa nature à la disgrégation des humeurs et à la corruption de notre nature mortelle. Le reste qui s'en sépare est inutile et nuisible, en souillant le corps de l'homme. Cependant elle est sans action nuisible quand elle ne s'exalte pas. Le ventre, situé au centre, conduit le cortége et préside le banquet, tandis qu'il digère. Les résidus nuisibles, ramassés dans les circonvolutions des intestins par un artifice admirable, roulent dans la capacité abdominale, pour y être élaborés et rejetés tour à tour. Les deux reins, fixés aux lombes, et environnés de graisse, sont les organes de la sécrétion de l'urine. L'épiploon flotte et domine tout le ventre, à l'exception de la rate. La vessie, d'une nature nerveuse, est fortement attachée par son col aux os ischions, et recouverte intérieurement d'un entrelacement de vaisseaux, surtout à son orifice, charnu et élastique, dont l'extrémité ou l'urètre sert à l'excrétion de l'urine. Le ventre se débarrasse ainsi de sa plénitude. La matrice est la mère commune qui enfante avec douleur; elle est la source d'une infinité de maux

θερῶς δὲ σώματος ἀνθρωπίνου καὶ ἀνωφελὴς ἔνοι-
κος, σπλὴν ἀπέναντι εὕδει, πρᾶγμα μηδὲν αἰτού-
μενος. Μέση δὲ τουτέων χορηγεῖ πανδέκτειρα
κοιλίη, κατευνάζεται διοικέουσα τὴν πέψιν. Ἔνοχα
δὲ κοιλίης, συνθέσεως δημιουργίη συνδονεύμενα,
εἰλεῖται περὶ κοιλίην ἔντερα, λήψιος καὶ ἀποκρί-
σιος αἴτια. Δίδυμοι δὲ νεφροὶ, ἰσχίοισιν ἐνιδρυ-
σμένοι, καὶ ἠμφιεσμένοι δημῷ, οὔρων ἐκκρίσιος
οὐκ ἀλλότριοι πεφύκασι. Κύριος δὲ ἁπάσης κοιλίης
ὁ καλούμενος ἐπίπλους, γαστέρα πᾶσαν ἐμπεριεί-
ληφε, μόνου σπληνὸς ἄτερ. Ἑξῆς νευρώδης κύστις,
ἰσχίῳ στόμα ἐνιδρυσμένη, συμπεπλεγμένων ἀγγείων, οὔρων ἐκκρίσιος αἰτίη γίγνεται. Ἐκ δὲ πλή-
θους ἐκχέουσα γαστρὸς φύσιος. Ἡ δὲ γειτνιῶσα ταύ-
τῃσι μήτηρ βρεφέων, ἡ δεινὸν ἄλγος. Ἡ πυλωρὸς,
μυχοῖς ἰσχίων βράσασα σάρξ, σφίγγεται νεύ-
ροισιν· τῶν ἐν γυναικὶ μόχθων μυρίων παραιτίη,

πεφώλευκεν μήτηρ ἐκ τόκου προνοίης· ἐκ δὲ σώματος κρεμαστοὶ ἐκτὸς οἰκίην νέμονται ἔκγονοι κτί-
σται ὄρχεις, πουλυχίτωνες ἐόντες. Εὔνοον ἤδη,
ἀπὸ φλεβέων τε καὶ νεύρων πλέγμα, οὔρων ἔκχυσιν
ποιεύμενον, συνουσίας ὑπουργὸν φύσιος ὑποδεδη-
μιούργηται, ὄρεξιν ἤδης πυκαζόμενον. Σκέλη δὲ
καὶ βραχίονες, καὶ τὰ προσηρτημένα τουτέοισιν
ἄκρα, διηκονίης πᾶσαν ἀρχὴν συνηθροισμένα,
ἔχοντα, νεύρων τε ἀσφαλῆ λειτουργίην, τελέουσιν.
Ἡ δὲ ἀσώματος ἐν μυχοῖς φύσις, ἐξέτευξε παντά-
μορφα σπλάγχνων γένη. Ἃ δὴ θάνατος ἐπισταθεὶς,
ὠκέως ἔπαυσε λειτουργίης.

chez les femmes. Son orifice, entièrement charnu, est protégé intérieurement par des ligamens attachés aux os ischions; il se resserre au moyen des nerfs, et devient le centre de la déplétion des vaisseaux du ventre; il fait prévoir l'accouchement. Les testicules, séparés et suspendus extérieurement, sont les organes de la génération; ils ont plusieurs tuniques ou membranes entrelacées d'une grande quantité de vaisseaux. Le pubis recouvre en partie la vessie; il est le siége des désirs et de la volupté. Enfin, les bras et les jambes sont les extrémités particuliérement chargées de correspondre, au moyen des nerfs et des sens, avec toutes les parties du corps, pour sa conservation. La nature a placé les viscères dans les lieux les plus profonds de l'économie; ils sont le plus promptement exposés à la décomposition et à la mort.

8

ΙΠΠΟΚΡΑΤΟΥΣ

ΠΕΡΙ ΑΝΑΤΟΜΗΣ.

HIPPOCRATE.

DE L'ANATOMIE.

ΙΠΠΟΚΡΑΤΟΥΣ

ΠΕΡΙ

ΑΝΑΤΟΜΗΣ.

ά. Ἀρτηρίη, ἐξ ἑκατέρου φαρυγγέθρου τὴν ἔκφυσιν ποιευμένη, ἐς ἄκρον πνεύμονος τελευτᾷ,
κρίκοις ξυγκειμένη ὁμοιορυσμοῖς, τῶν περιηγέων
ἁπτομένη κατ᾽ ἐπίπεδον ἀλλήλων. Αὐτὸς δὲ ὁ
πνεύμων συνεξαναπληροῖ τὴν χέλυν, τετρημένος
ἓς [τε τὰ δεξιὰ καὶ] τὰ ἀριστερὰ, πέντε ὑπερκορυφώσιας ἔχων, ἃς δὴ καλέουσι λοδούς, τεφρίνης
χροιῆς τυχὼν, στίγμασιν ἀφρώδεσι κεκεντημένος,
φύσει ἐὼν τενθρηνιώδης. Μέσῳ δ᾽ αὐτέῳ ἡ καρδίη

HIPPOCRATE.

DE L'ANATOMIE.

---

1. La trachée-artère, commençant de chaque côté, à la base de la gorge, est composée de segmens circulaires, égaux, superposés, se terminant à la sommité du poumon. Celui-ci, avec le larynx, a la forme d'une tortue, considéré en totalité; il s'étend à droite et à gauche, et se divise, à ses extrémités, en cinq portions que l'on nomme *lobes*. Il est d'une couleur cendrée, creux, parsemé de taches, piqueté de points écumeux, et d'une nature celluleuse. Le cœur, avec son enveloppe, est situé au milieu; sa figure est plus ronde que chez les ani-

maux. A sa base s'élève la veine qui fré-
mit avec bruit, et qui s'étend vers le foie ;
on la nomme aussi la grande veine ; elle
nourrit tout le corps. Le foie a des rapports avec les autres viscères ; mais il est
plus rempli de sang qu'aucun autre ; il a
deux éminences que l'on nomme *portes*,
et deux lobes situés à droite. La grande
veine descend obliquement vers les reins,
lesquels sont en nombre pair, d'un rouge
foncé, comme une pomme, et absolument
semblables ; il en sort deux petits canaux
obliques, qui se rendent au sommet de la
vessie. Celle-ci est très-nerveuse, exten-
sible, et peut facilement se distendre intérieurement. Ces six organes sont ainsi situés au centre de l'économie. L'œsophage,
naissant à la base de la langue, se termine
au ventricule, que les Grecs ont ainsi
nommé, parce qu'il sert d'ouverture au
ventre qui digère.

Le foie s'étend en arrière du côté de
l'épine, où s'attache le diaphragme. A
gauche, près des fausses côtes, est située

ἐγκαθίδρυται, στρογγυλωτέρη καθεστεῶσα πάντων ζώων. Ἀπὸ δὲ καρδίης ἐς ἧπαρ, βρυχίη καθήκει φλέψ, μεγάλη καλευμένη, δι᾽ ἧς οὖλον τὸ σκῆνος τρέφεται.

Τὸ δὲ ἧπαρ ὁμοιορυσμίην μὲν ἔχει τοῖς ἄλλοις ἅπασιν· αἱμορῥοωδέστερον δέ ἐστι τῶν ἄλλων. Ὑπερκορυφώσιας ἔχον δύο, ἃς καλέουσι πύλας, ἐν δεξιοῖς τόποις κειμένας. Ἀπο δὲ τουτέου, σκαληνὴ φλέψ, ἐπὶ τὰ κάτω νεφρῶν ἀποτείνουσα. Νεφροὶ δὲ ὁμοιορυσμοί· τὴν χροιὴν δὲ, ἐναλίγκιοι μήλοισιν. Ἀπὸ δὲ τουτέων ὀχετοὶ σκαληνοειδέες ἐς ἄκρην κορυφὴν κύστιος κεῖνται. Κύστις δὲ νευρώδης οὖλη καὶ μεγάλη, ἑκάστοτε κύστιος, μετοχὴ εἴσω πέφυκε. Καὶ τὰ μὲν ἐξ ἀνὰ μέσον ἐντὸς φύσις ἐκοσμήθη. Οἰσοφάγος δὲ, ἀπὸ γλώσσης τὴν ἀρχὴν ποιεύμενος, ἐς κοιλίην τελευτᾷ, ὃν δὴ καὶ ἐπὶ σηπτικῆς κοιλίης, στόμαχον καλέουσι.

Πρὸς δὲ ἀκάνθης, ὄπισθεν ἥπατος, φρένες πεφύκασιν. Ἐκ δὲ πλευρῆς νόθης· λέγω δὲ ἀριστερῆς· σπλὴν ἀρξάμενος ἐκτέτακται, ὁμοιορυσμὸς

ἴχνει ποδός. Κοιλίη δὲ ἥπατε παρακειμένη κατ'
εὐώνυμον μέρος, οὐλομελίη ἐστὶ νευρώδης. Ἀπὸ δε
κοιλίης πέφυκεν ἔντερον, ὁμοιορυσμὸν, μικρὸν,
πηχέων οὐκ ἔλασσον δώδεκα, ἑλικηδὸν ἐς κόλπους
ἐνειλούμενον, ὃ καλέουσιν ἔνιοι κόλον, δι' οὗ ἡ
παραφορὰ τῆς τροφῆς γίγνεται. Ἀπὸ δὲ κόλου πέφυκεν ἀρχὸς λοίσθιος, σάρκα πολυπληθέα ἔχων,
[καὶ] ἐς ἄκρον δακτυλίου τελευτῶν. Τὰ δὲ ἄλλα
ἡ φύσις διατάξιτο *.

---

* Voyez, pour le texte de Foës corrigé,
tom. 1, in-fol., pag. 915 et 916. Je pourrais
citer de même les autres traités.

la rate, assez semblable au pied de l'homme.
Une portion du diaphragme et du ventre
touche au foie, jusqu'au centre gauche,
qui est nerveux. L'intestin duodénum est
situé en cet endroit. Là commencent aussi
les circonvolutions du colon, semblables
à un ceps de vigne, qui est chargé de la
partie solide des alimens, dont le résidu
est reçu dans le *rectum*, ainsi nommé à
cause de sa direction droite. Par sa consistance charnue, il sert de réservoir aux
matières excrémentitielles et à leur excrétion; il se termine à l'anus. Ainsi, tout
est réglé ici par la nature.

ANALYSE.

La description du cœur n'est pas sans lacune; mais la noble concision du style m'a frappé, surtout dans ce traité. Je remarque, à cet égard, que les anciens ont eu la rare prévoyance de nous rappeler notre origine mortelle, et en même temps l'attention de nous montrer toujours l'œuvre admirable du divin architecte.

Pour nous, nous disons seulement que le cœur est un muscle creux, fort et épais, formé de deux ventricules, adossés l'un à l'autre, puis garnis intérieurement de membranes minces, tendues, comme des nids de pigeons; enfin,

nous ajoutons que le cœur est enve-
loppé d'une membrane mince, où il
paraît se mouvoir librement. Ce n'est
ici que dire la vérité, mais dénuée presque d'intérêt pour un philosophe aussi
savant qu'Hippocrate. Aussi fait-il remarquer l'art admirable avec lequel
les valvules triglochynes sont tendues, comme des toiles d'araignées,
tout autour des orifices des ventricules; « elles ceignent, dit-il, l'entrée
» des aortes, et envoient leurs filamens
» jusque dans la substance du cœur,
» dont elles me semblent être les
» nerfs ou les tendons, et l'origine
» ou le lieu d'où naissent les raci-
» nes des veines et les fontaines de la
» vie.» Ces membranes sont disposées
par paires. Il y a la valvule d'Eustachi,
qui se trouve aussi à l'entrée des oreillettes et à l'embouchure des veines
caves. Il n'en est pas fait mention; je

regrette aussi de n'avoir pu trouver la valvule de la cloison auriculaire du cœur, que Galien a fait connaître plus de cinq cents ans après Hippocrate, et dont *Bauhain* s'était attribué la découverte; mais cette valvule n'est intéressante à connaître que pour la circulation du fœtus. Elle ne se trouve plus chez les adultes, excepté chez quelques individus, qui alors sont les meilleurs plongeurs. Le sang, en effet, peut refluer alors dans la circulation, sans être obligé de traverser immédiatement les poumons; mais on remarque que, si au lieu de cette exception, la cloison se rompt en partie, le sang reflue dans les vaisseaux veineux et infiltre le tissu cellulaire; ce qui forme ce que nous nommons la *maladie bleue*.

Pour bien comprendre ce que dit l'auteur, au sujet de deux *âmes*, il faut

savoir que les Grecs en reconnais-
saient trois : νοῦς, l'intelligence , dans
la tête ; πνεῦμα ou ψυχή, le souffle,
dans le poumon ; et φρὴν, dans la région
de *l'estomac.* Toutefois, ces distinctions
n'étaient établies que pour mieux
faire connaître la source des fonctions,
distinguées en *vitales*, *naturelles* et
animales par Galien et par d'autres
physiologistes. D'autre part, en admet-
tant deux vies, comme le voulait Bichat,
on serait presque de l'opinion d'Aristote, qui avait placé la *vie sensitive*,
l'*âme*, dans le *cœur*, disant que les animaux doués du plus grand courage
avaient le sang très-chaud et le cœur très-
volumineux, tels que le lion, le tau-
reau. Mais nous savons que dans un petit corps, comme celui du coq, réside
souvent le plus grand courage, et
que la théorie matérielle est fautive
sous mille et un rapports. D'ailleurs,

qui ne sçait que les convulsions éludent les efforts les plus puissans, à tel point qu'un enfant et une femme sont à peine contenus, même par des hommes très-forts? Quant à l'harmonie des organes, le foie n'a point son semblable, ni le diaphragme, ni l'utérus, ni la vessie, quoique ces parties soient des plus importantes dans la vie organique. Si l'on veut ensuite rattacher l'acte de la respiration, uniquement à une sorte de combustion par la décomposition de l'air, et la combinaison de l'oxygène au sang dans le poumon, pour lui donner la couleur rouge, ceci ne serait pas exact; car l'enfant ne respire pas dans le sein de sa mère, et son sang suit exactement, pour la composition, la consistance et la couleur, la conversion du chyle, qu'il assimile lui-même à sa nature; enfin, l'air dans l'expiration n'est jamais chaud , excepté dans la fièvre ; or cela n'a lieu que par les fortes contractions du cœur. Il arrive aussi dans le plus violent délire , où la respiration est grande et rare , que l'air expiré peut être fort chaud , quoiqu'il dût être froid , s'il provenait de la combustion plus lente de l'air dans le poumon : or, dans la fièvre la plus violente , ce seul phénomène d'élévation de la température n'est pas plus particulier au poumon qu'aux autres parties du corps. C'est donc que la circulation du sang développe cette chaleur par l'action du cœur. L'isochronisme du pouls n'a point été noté ici , quoique ce fût le lieu d'en parler ; mais il y a nombre de passages dans les œuvres d'Hippocrate où cette remarque a été faite. L'étude du pouls , sans avoir été parfaitement et longuement suivie par Hippocrate , est néanmoins

conseillée dans le second Livre des
Prédictions ou Prorrhétiques, ainsi que
l'exploration des parois du ventre, et
la succussion de la poitrine ; mais la
percussion du thorax et la stéthoscopie
sont mille fois plus exactes.

Quant à la respiration, la communication directe de l'air avec le sang
est très-bien prouvée par l'insuffla-
tion de l'air de la bouche dans une
vessie, etc. Cet air reçu sous une ma-
chine pneumatique et introduit dans
de l'eau de chaux s'y dissout, préci-
pite la chaux et dégage l'acide carbo-
nique. C'est aussi par le carbure de
fer que les chimistes modernes croient
que le sang se colore en rouge ; et
bien entendu que ce carbure est blanc :
il lui faut, pour rougir, le contact de
l'oxygène : mais malheureusement les
fœtus, qui ne respirent pas encore

dans le sein de leur mère, n'ont point
cet oxide en moindre quantité que
les adultes qui respirent librement.
Enfin, la distinction manifeste entre
le passage de l'air par le larynx et l'â-
pre artère, et celui des alimens et de
la boisson par le pharynx et l'œsophage, pour se rendre au ventre, n'a
point échappé à notre célèbre auteur :
c'est donc encore une preuve que ni
Galien, ni d'autres physiologistes n'ont
tenté les premières expériences sur
les animaux vivans ; c'est Hippocrate
qui a fait la première expérience sur
un verrat ; c'est donc le premier auteur de la physiologie expérimentale.
Mais venons au point de doctrine :
La circulation du sang était connue
d'Hippocrate, puisqu'il a remarqué
le mécanisme admirable des valvules
superposées à l'embouchure des artères, pour agir comme des soupa-

pes ; tandis que le cœur, par la force vitale dont il est doué, fait l'office de *piston* pour lancer le liquide, en le faisant monter et descendre comme dans une pompe foulante et aspirante mue par la chaleur.

La description de la circulation ne semble plus en être que le roman ; car qu'y a-t-il de plus convaincant à ajouter aux expériences pour prouver la vérité de cet exposé ? Ainsi, Hippocrate a dit au sujet des artères et des veines : Ce sont là les fontaines de la nature humaine ; c'est de cette source que coulent les fleuves, qui arrosent tout le corps ; ce sont eux qui donnent la vie à l'homme ; quand ils se tarissent, il meurt. Et de même il a ajouté cette conclusion à la fin du Traité des Veines : le cœur est placé comme dans un défilé étroit, d'où il tient dans sa dépendance toutes les parties du corps ; aussi la sensibilité est-elle surtout très-grande à la poitrine. Enfin, les changemens de couleur dépendent entièrement du resserrement et du relâchement du cœur : quand il se dilate, la rougeur paraît, alors la peau a de l'éclat et devient comme transparente; quand il se serre, elle est au contraire d'une couleur terne et livide. La preuve qu'Hippocrate n'avait point la crainte de se rendre coupable d'une horrible profanation en touchant un cadavre, c'est qu'il a indiqué avoir extrait le cœur d'un *mort*. Dailleurs, il a fait une mutilation d'un autre genre sur le corps d'un homme, et il l'a indiquée pour qu'on la répétât après lui, dans le Traité des Articles ou des Luxations. Il a donc posé le premier les vraies bases de la physiologie expérimentale.

Enfin, le cœur, creusé comme un mortier, cousu et rongé, n'est-il pas en quelque sorte l'emblème et comme le témoin vivant, des peines qui assiégent l'homme pendant toute sa vie mortelle ?

Mais le cœur devait être animé d'un feu divin, se renouvelant de lui-même, comme le dit Homère des forges de Vulcain :

« Il approche d'abord ses soufflets
» du feu, et leur ordonne de travailler;
» ils soufflent en même temps dans
» vingt fourneaux différens, et accom-
» modent si bien leur souffle aux des-
» seins de ce dieu, qu'ils lui donnent
» le feu fort ou faible, selon qu'il en
» a besoin. »

(Illiad., liv. XVIII, v. 469.)

ΙΠΠΟΚΡΑΤΟΥΣ

ΠΕΡΙ ΚΑΡΔΙΗΣ.

HIPPOCRATE.

DU CŒUR.

ΙΠΠΟΚΡΑΤΟΥΣ

ΠΕΡΙ ΚΑΡΔΙΗΣ.

ά. Καρδίη, σχῆμα μὲν ὁκοίη πυραμὶς, χροιὴν
δὲ κατακορὴς φοινικέα. Καὶ περιβέβληαται χιτῶνα
λεῖον· καὶ ἔστιν ἐν αὐτέῳ ὑγρὸν σμικρὸν, ὁποῖον
οὖρον· ὥστε δόξεις ἐν κύστει τὴν καρδίην ἀναστρέ-
φεσθαι. Γεγένηται δὲ τούτου ἕνεκα, ὅκως πάλλη-
ται ῥωσκομένως ἐν φυλακῇ. Ἔχει δὲ τὸ ὕγρασμα,
ὁκόσον μάλιστα καὶ πυρευμένη, ἄκος. Τοῦτο δὲ

HIPPOCRATE.

DU COEUR.

1. Le cœur a la figure d'une pyramide ; sa couleur est d'un rouge foncé ; une membrane unie l'environne. Celle-ci renferme une petite quantité d'eau semblable à de l'urine ; de sorte que le cœur paraît se mouvoir dans son enveloppe et s'y agiter, comme dans une prison. Il retient une portion d'humidité, qui le préserve d'un excès de chaleur. Cette eau est distillée

du cœur, qui l'absorbe en partie du poumon, en lui enlevant ce qui transpire
de la boisson; car la plus grande partie
de ce que l'on boit va droit au ventre. Le ventricule est comme un enton-
noir qui reçoit tout ce que nous lui en-
voyons; mais le larynx ne laisse pas de
tirer une petite portion du liquide, qui
s'y insinue par sa fente, comme par une
sorte de succion; — car l'épiglotte, qui est
comme une petite langue, empêche qu'il
n'y en pénètre davantage. On a une preuve
de cela, si l'on fait boire à un animal très-
altéré, et particulièrement au verrat (qui
n'est ni curieux ni délicat), de l'eau teinte
de bleu ou de rouge; si on l'égorge,
et si on ouvre l'âpre artère en même
temps qu'il boit, alors on trouvera cette
eau chargée de la même teinte. Mais tout
le monde n'est pas capable de bien faire
cette expérience. Il ne faut donc point
faire difficulté de croire ce que l'on vient
de dire, que la boisson pénètre en partie
dans l'âpre artère.

τὸ ὑγρὸν διουρέει ἡ καρδίη πίνουσα, ἀναλαμ-
βανομένη καὶ ἀναλίσκουσα, λάπτουσα τοῦ πνεύμονος τὸ ποτόν. Πίνει γὰρ ἄνθρωπος τὸ μὲν πολλὸν, ἐς νηδύν· ὁ γὰρ στόμαχος ὀκείου χῶνος· καὶ
ἐκδέχεται τὸ πλῆθος, καὶ ἄσσα προσαιρούμεθα.
Πίνει δὲ, καὶ ἐς λάρυγγα· τιτθὸν δὲ, οἷον καὶ ὀκόσον
ἂν λάθοι, διὰ ῥύμης ἐσρυέν.

Πῶμα γὰρ ἀτρεκὲς ἡ ἐπιγλωσσὶς οὐκ ἂν διή-
σει, [οὐδὲ] μεῖζον ποτοῦ οὐδέν. Σημκίον τοῦτο.
Ἢν γάρ τις κυκνῷ ἢ μίλτῳ φορύξας ὕδωρ δοίη
δεδιψηκότι πάνυ πιεῖν, μάλιστα δὲ συΐ· (τὸ γὰρ
κτῆνος οὐκ ἔστιν ἐπιμελὲς, οὐδὲ φιλόκαλον·) ἔπειτα
δὲ, εἰ ἔτι πίνοντος ἀνατέμνοις τὸν λαιμὸν, εὕροις
ἂν τοῦτον κεχρωσμένον τῷ ποτῷ. Ἀλλ᾽ οὐ παντὸς
ἀνδρὸς ἡ χειρουργία. Οὔκουν ἀπιστητέον ἡμῖν περὶ
τοῦ ποτοῦ, εἰ εὐτρεπίζει τὴν σύριγγα τῷ ἀνθρώπῳ.

Ἀλλὰ πῶς ὕδωρ ἀναιδὲς ἐνορούον ὄχλον καὶ βῆχα παρέχει πολλήν ; οὕνεκα, φημὶ, ἀπάντικρυ τῆς ἀναπνοῆς φέρεται. Τὸ γὰρ διὰ τῆς ῥύμης ἐσρέον, ἅτε παρὰ τοῖχον ἰὸν, οὐκ ἐνίσταται τῇ ἀναφορῇ τοῦ ἠέρος· ἀλλά τινα καὶ λείην ὁδόν οἱ παρέχει ἡ ἐπίτεγξις. Τοῦτο δὲ τὸ ὑγρὸν ἀπάγει τοῦ πλεύμονος ἅμα τῷ ἠέρι. Τὸν μὲν οὖν ἠέρα χρὴ γενόμενον θεραπείην, ἀνάγκη ὀπίσω τὴν αὐτὴν ὁδὸν ἐκβάλλειν, ἔνθεν ἤγκχεν. Τὸ δ᾽ ὑγρὸν, τὸ μὲν ἐς τὸν κουλεὸν αὐτέης ἀποπιέζει, τὸ δ᾽ αὖ ξὺν τῷ ἠέρι θύραζε χωρέει. Ἐν ταύτῃ καὶ διαίρει τὸν οὐρανὸν, ὁκόταν παλινδρομέῃ τὸ πνεῦμα. Παλινδρομέει δὲ κατὰ δίκην. Οὐ γάρ ἐστιν ἀνθρώπου φύσιος τροφὴ ταῦτα. Κῶς γὰρ ἀνθρώπου τροφὴ ἄνεμος καὶ

Mais, dira-t-on, d'où vient donc que, lorsque, en buvant trop vite, il entre de l'eau dans cette fente du larynx, elle cause du trouble et une grande toux? C'est parce que cette eau, qui entre en trop grande quantité, s'oppose directement au retour de l'air, qui revient du poumon dans le temps de l'expiration; au lieu que le peu qu'il en entre par la fente, roulant doucement le long des parois de l'âpre artère, n'empêche pas l'air de monter; au contraire, elle lui facilite le passage, en l'humectant. Or le cœur prend cette humidité au poumon, en même temps qu'il en tire l'air; et après que l'air a servi à l'usage que le poumon en doit faire, il faut nécessairement qu'il s'en retourne par où il est venu. Mais le liquide comprime la trachée, et est forcé ainsi de remonter avec l'air, pour s'ouvrir un passage vers le palais. Et il faut bien qu'il sorte, et l'humidité aussi; ces choses étant inutiles à la nourriture du corps : car, en vérité, comment du vent et de l'eau pourraient-ils servir de nourriture à l'homme? Ce n'est pas que l'un et l'autre n'aient d'ailleurs leur usage; car ils servent à soulager le cœur de sa maladie naturelle (provenant de sa chaleur excessive).

II. Or, pour revenir à ce que j'ai dit, le cœur est un muscle très-fort, non par ses tendons, mais par sa chair dure et serrée; il a deux ventricules distincts dans une seule enceinte, l'un deçà, l'autre delà, et qui ne sont point semblables l'un à l'autre: l'un est du côté droit, à l'embouchure de la grande veine, et l'autre du côté gauche; et ils occupent le cœur presque tout entier. Le premier a une cavité beaucoup plus grande que celle du second, et il est plus mou; mais il ne s'étend pas tout-à-fait jusqu'à la pointe du cœur ou à son extrémité, qui est toute solide; il semble qu'il ait été comme cousu ou attaché au cœur. Au dehors, le second ventricule ou le gauche est situé précisément sous la mamelle gauche, à laquelle il répond en droite ligne, et où il se fait sentir par son battement. Ses parois sont épaisses, et il a une cavité semblable à

ὕδωρ τὰ ὠμά; ἀλλὰ μᾶλλον τιμωρίη ξυγγενέος
πάθης.

ϛʹ. Περὶ δὲ οὗ ὁ λόγος, ἡ καρδίη μῦς ἐστι κάρτα
ἰσχυρός, οὐ τῷ νεύρῳ, ἀλλὰ πιλήματι σαρκός.
Καὶ δύο γαστέρας ἔχει, διακεκριμένας; ἐν ἑνὶ περι-
βόλῳ, τὴν μὲν ἔνθα, τὴν δὲ ἔνθα. Οὐδὲν δὲ ἐοί-
κασιν ἀλλήλῃσιν. Ἡ μὲν γὰρ ἐν τοῖσι δεξιοῖσιν ἐπὶ
στόμα κέεται, ὁμιλέουσα τῇ ἑτέρῃ φλεβί· ἡ δὲ,
δεξιὴ φημὶ τῶν ἐν λαιοῖς. Ἡ γὰρ πᾶσα καρδίη του-
τέοισι τὴν ἕδρην ἐμπεποίηται. Ἀτὰρ ἥδε καὶ πάμπαν εὐρυκοίλιος, καὶ λαγαρωτέρη πολλῷ τῆς ἑτέ-
ρης, οὐδὲ τῆς καρδίης νέμεται τὴν ἐσχατιὴν,
ἀλλ' ἐγκαταλείπει τὸν οὐραγὸν, καὶ στερεός ἐστιν,
ὥσπερ ἔξωθεν προσερραμμένη. Ἡ δὲ ἑτέρη κέεται
ὑπένερθεν μὲν μάλιστα, καὶ κατ' ἰθυωρίην, μάλιστα μὲν μαζῷ ἀριστερῷ, ὅπη καὶ διασημαίνει
τὸ ἅλμα. Περίβολον δὲ ἔχει παχὺν, καὶ βόθρον

ἐμβεβόθρωται τὸ εἶδος εἴκελον ὅλμῳ. Ἀλλὰ γὰρ
ἤδη καὶ τοῦ πλεύμονος ἐνδύεται μετὰ προσηνίης
τε, καὶ κολάζει τὴν ἀκρασίην τοῦ θερμοῦ περιβαλ-
λομένη. Ὁ γὰρ πλεύμων φύσει ψυχρός· ἀτὰρ καὶ
ψυχόμενος τῇ εἰσπνοῇ. Ἄμφω γε μὴν δασεῖαι τὰ
ἔνδον, καὶ ὥσπερ ὑποδιαβεβρωμέναι· μᾶλλον [δὲ]
τῆς δεξιῆς ἡ λαιή. Τὸ γὰρ ἔμφυτον πῦρ οὐκ ἐν τῇ
δεξιῇ· ὥστε θαῦμα, τρηχυτέρην γενέσθαι τὴν λαιὴν
ἐσπνέουσαν ἀκρήτου. Ταύτῃ καὶ παχετὸν ἐνδεδό-
μηται φυλακῆς εἵνεκα τοῦ ἰσχύος τοῦ θερμοῦ. Στόματα δ' αὐτέοισιν οὐκ ἀνεώγασιν, εἰ μή τις ἀποκείρῃ τῶν οὐάτων τὴν καρδίην, καὶ τῆς καρδίης
τὴν κεφαλήν. Ἢν δ' ἀποκείρῃ, φανήσεται καὶ
δισσὰ στόματα ἐπὶ δυοῖν γαστέροιν. Ἡ γὰρ παχείη φλὲψ ἐκ μιῆς ἀναθέουσα, πλανᾷ τὴν ὄψιν, ἢν
ἀνατμηθῇ. Αὗται πηγαὶ φύσιος ἀνθρώπου· καὶ οἱ

celle d'un mortier, laquelle va répondre
au poumon, qui tempère la chaleur excessive de ce ventricule par son voisinage :
car le poumon est naturellement froid, et
il reçoit encore du rafraîchissement par
l'inspiration de l'air. Tous ces deux ventricules sont raboteux, et comme rongés
par dedans, particulièrement le gauche.
Le feu naturel, ou la chaleur qui est née
avec nous, n'a pas son siége également
dans le droit ; et c'est quelque chose de
merveilleux que le gauche, qui reçoit du
poumon un air qui n'est pas tempéré, soit
le plus raboteux : aussi a-t-il été fait plus
épais que l'autre, afin qu'il conservât
mieux la chaleur dont on vient de parler.
Les orifices de ces ventricules ne se voient
point, qu'on n'ouvre ou qu'on ne déchire
auparavant les oreillettes du cœur, et sa
tête ou sa base. Lorsqu'on les a déchirées,
on découvre deux orifices dans chaque
ventricule ; mais la veine très-épaisse, qui
sort de l'une de ces cavités, trompe la vue
lorsqu'on l'a coupée. Ce sont là les fon-

9*

taines de la nature humaine ; c'est de cette
source que coulent les fleuves qui arrosent
tout le corps ; ce sont ces fleuves qui donnent la vie à l'homme ; lorsqu'ils se tarissent, il meurt.

III. Auprès de la sortie de ces veines (de
la veine-cave et de la grande artère), et
tout autour de l'entrée des ventricules, il
y a de certains corps mous et creux, qu'on
appelle les oreillettes du cœur. Ils n'ont
pas néanmoins des trous comme les oreilles, et ils ne servent pas à ouïr les sons ;
mais ce sont des instrumens par lesquels
la nature attire l'air. Et, certes, ils me
semblent avoir été faits par un ouvrier
bien ingénieux, lequel ayant considéré
que le cœur serait fort solide, comme
ayant été formé d'un sang coagulé ou
épaissi au sortir des veines, et qu'il aurait
d'ailleurs la faculté d'attirer, y a attaché
des soufflets, comme les forgerons en at-
tachent à leurs forges, afin qu'ils attirent
l'air par cette voie-là. Une preuve que la
chose va de cette manière, c'est qu'ou

ποταμοὶ ἐνταῦθα ἀνὰ τὸ σῶμα, τοῖσιν ἄρδεται τὸ

σκῆνος. Οὗτοι δὲ καὶ ζωὴν φέρουσι τῷ ἀνθρώπῳ·

κὴν αὐανθέωσιν, ἀπέθανεν ὥνθρωπος.

γ. Ἀγχοῦ δὲ τῆς ἐκφύσιος τῶν φλεβῶν σώματα

τῇσι κοιλίῃσιν ἀμφιβεβήκασι, μαλθακὰ [καὶ] ση-

ραγγώδεα. Ἃ κλήσκεται μὲν οὔατα, τρήματα δὲ

οὐκ ἔστιν οὐάτων. Ταῦτα γὰρ οὐκ ἐνακούουσιν

ἰαχῆς. Ἔστι δὲ ὄργανα τοῖσιν ἡ φύσις ἁρπάζει τὸν

ἠέρα. Καί τοι δοκέω τὸ ποίημα χειρώνακτος ἀγα-

θοῦ. Κατασκεψάμενος γὰρ σχῆμα στερεὸν ἐσόμενον

τὸ σπλάγχνον διὰ τὸ πλαστικὸν τοῦ ἐγχύματος,

ἔπειτα πᾶν ἐὸν ἑλκτικὸν, παρέθηκεν αὐτέῳ φύσας,

καθάπερ τοῖσι χοάνοισιν οἱ χαλκέες, ὥστε διὰ

τουτέων χειροῦται τὴν πνοήν. Τεκμήριον δὲ τοῦ

λόγου. Τὴν μὲν γὰρ καρδίην ἴδοις ἂν ῥιπταζομένην

οὐλομελῆ· τὰ δὲ οὔατα κατ᾽ ἰδίην ἀναφυσώμενά τε καὶ ξυμπίπτοντα.

Διὰ τοῦτο δέ φημι καὶ φλεβία μὲν ἐργάζεται τὴν ἀναπνοὴν ἐς τὴν ἀριστερὴν κοιλίην· ἀρτηρίη δ᾽ ἐς τὴν ἄλλην. Τὸ γὰρ μαλακὸν ἑλκτικώτερον, καὶ ἐπιδόσιας ἔχον. Ἔχρη δὲ ἡμῖν μᾶλλον τὰ ἐπικείμενα τῆς καρδίης διαψύχεσθαι βλήματα· ἔστι γὰρ τὸ θερμὸν [καὶ] ἐν τοῖσι δεξιοῖσιν· ὥστε διὰ τὴν πάθην οὐκ ἔλαβεν εὐπετὲς ὄργανον, ἵνα μὴ πάμπαν κρατηθῇ ὑπὸ τοῦ ἐσιόντος.

δ΄. Λοιπός ἐστιν ὁ λόγος ὁ τῆς καρδίης ὑμένες ἀφανέες, ἔργον ἀξιαγαπητότατον. Ὑμένες γὰρ καὶ ἄλλοι τινὲς ἐν τοῖσι κοιλοῖσιν, ὁκοῖον ἀράχναι διαπετέες, ζώσαντες πάντη τὰ στόματα, κτηδόνας ἐμβάλλουσιν ἐς τὴν στερεὴν καρδίην. Οὗτοί μοι δοκέουσιν οἱ τόνοι τοῦ σπλάγχνου καὶ τῶν ἀγγείων, ἀρχαὶ [δὲ] τῆσιν ἀορτῆσιν. Ἔστι δὲ αὐτέων ζεῦγος.

voit d'un côté le cœur s'agiter continuelle-
ment, et les oreillettes en particulier s'enfler et se désenfler tour à tour. — Je suis
encore dans cette opinion, que les petites
veines attirent l'air dans le ventricule gauche, et que l'artère l'attire dans le ventricule droit. Je dis d'ailleurs que ce qui est
mou est plus propre à attirer et à s'enfler,
et qu'il était nécessaire que ce qui est attaché au cœur fût rafraîchi, puisque cela
a aussi sa part de la chaleur. Il y en a aussi
dans le ventricule droit ; mais l'instrument
qui y apporte l'air n'eût pas dû être si ample, de peur que ce qui entrerait ne sur-
montât cette chaleur.

iv. Je dois encore décrire les membranes cachées du cœur, qui sont d'un ouvrage admirable. Les unes sont tendues
dans les ventricules, comme des toiles
d'araignée ; elles ceignent les orifices
de ces ventricules de tous côtés, et envoient leurs filamens jusque dans la substance du cœur. Elles me semblent être
les nerfs ou les tendons de ce viscère, et

l'origine ou le lieu d'où naissent les aortes.

Ces membranes sont disposées par paires ; car pour chaque orifice la nature en a fabriqué trois, arrondies en forme de croissant, en sorte que ceux qui connaissent ces membranes admirent comment elles forment l'extrémité des aortes ; et si quelqu'un, après avoir extrait le cœur d'un mort, qui saura quel est l'ancien ordre (ou l'ordre et la disposition naturelle de ces membranes), en ôte un rang ou en tient un rang tendu, et baisse l'autre, il ne pourra faire entrer ni eau ni vent dans le cœur, surtout du côté gauche. Ces mêmes membranes sont disposées avec un plus grand artifice encore du côté gauche que du côté droit. La raison de cela est que l'âme de l'homme, ou l'âme raisonnable, qui est au dessus de l'autre âme, a son siége dans le ventricule gauche du cœur. Cette âme ne se nourrit pas des alimens grossiers et des boissons qui viennent du ventre, mais d'une matière pure et lumineuse, qui se

Καὶ θύρῃσι μεμηχάνηνται τρεῖς ὑμένες ἑκάστῃ,
περιφερέες ἐξ ἄκρου περ, ὁκόσον ἡμίτομα κύκλου. Οἵ τε ξυνιέντες θαυμάζουσιν, ὡς κλείουσι
τὰ στόματα τῶν ἀορτέων πέρας. Καὶ τὴν καρδίην
ἀποθανόντος ἤν τις ἐξεπιστάμενος τὸν ἀρχαῖον
κόσμον ἀφελών, τὸν μὲν ἀποστερήσει, τὸν δὲ ἐπα-
νακλινεῖ, οὔτε ὕδωρ ἂν διέλθοι ἐς τὴν καρδίην,
οὔτε φῦσα ἐμβαλλομένη. Καὶ μᾶλλον τῶν τῆς ἀριστερῆς. Τῇ γὰρ ἐμηχανήθησαν ἀτρεκέστερον κατὰ
δίκην. Γνώμη γὰρ ἡ τοῦ ἀνθρώπου πέφυκεν ἐν τῇ
λαιῇ κοιλίῃ, καὶ ἄρχει τῆς ἄλλης ψυχῆς. Τρέφεται
δὲ οὔτε σιτίοισιν, οὔτε ποτοῖσιν ἀπὸ τῆς νηδύος,
ἀλλὰ καθαρῇ καὶ φωτοειδεῖ περιουσίῃ, γεγονυίῃ ἐκ
τῆς διακρίσιος τοῦ αἵματος. Εὐπορέει δὲ τὴν τρο-

φὴν ἐκ τῆς ἔγγιστα δεξαμένης τοῦ αἵματος, δια-
βάλλουσα τὰς ἀκτῖνας, καὶ νεμομένη, ὥσπερ ἐκ
νηδύος, τῶν ἐντέρων τὴν τροφὴν, οὐκ ὂν κατὰ φύσιν. Ὅκως δὲ μὴ ἀνακωχῇ τὸ σιτίον τὰ ἐνεόντα ἐν
τῇ ἀρτηρίῃ ἐν ζάλῃ ἐὸν, ἀποκλείει τὴν ἐπ’ αὐτὴν
κέλευθον.

é. Ἡ γὰρ μεγάλη ἀρτηρίη βόσκεται τὴν γαστέρα
καὶ τὰ ἔντερα, καὶ γέμει τροφῆς οὐχ ἡγεμονικῆς.
Ὅτι δὲ οὐ τρέφεται βλεπομένῳ αἵματι ἡ μεγάλη
ἀρτηρίη, δῆλον ὧδε. Ἀποσφαγέντος τοῦ ζώου, σχι-
σθείσης τῆς ἀριστερῆς κοιλίης, ἐρημίη φαίνεται
πᾶσα, πλὴν ἰχῶρός τινος, καὶ χολῆς ξανθῆς,
καὶ τῶν ὑμένων, περὶ ὧν ἤδη μοι πέφανται. Ἡ δὲ
ἀρτηρίη οὐ λειφαιμοῦσα, οὐδὲ ἡ δεξιὴ κοιλίη. Τουτέῳ μὲν οὖν τῷ ἀγγείῳ κατ’ ἐμὸν νόον ἥδε πρόφα-

sépare du sang ; en sorte qu'elle répand ses rayons de tous côtés, à peu près comme la nourriture naturelle, qui vient des intestins et du ventre, se distribue à toutes les parties. Mais afin que le cours de la nourriture renfermée dans l'artère ne fût pas moins bien dirigé qu'affermi dans son chemin, cette artère lui est fermée à son retour (qui a lieu par les veines).

v. La grande artère se nourrit par le moyen du ventre et des intestins, et non pas par cette première et principale nourriture. Or, que l'âpre l'artère ne se nourrisse pas du sang que nous voyons, c'est ce qui est sensible par l'ouverture du ventricule gauche du cœur d'un animal qu'on a égorgé : car on le trouvera entièrement vide, et l'on n'y découvrira que quelques sérosités ou un peu de bile et les membranes dont on a parlé. Mais l'artère proprement dite n'est jamais vide de sang, ni le ventricule droit. Ce vaisseau donc a été l'occasion pour laquelle les membranes ont été faites (à droite comme à gauche) : car l'orifice du ventricule droit est aussi garni de membranes ; mais le sang ne pousse de ce côté-là que faiblement.—Ce chemin est ouvert du côté du poumon pour y porter du sang pour sa nourriture. Il est fermé du côté du cœur, mais en sorte qu'il reste quelque passage pour l'air (qui doit venir insensiblement du poumon), non pas en grande quantité : car la chaleur, qui est faible en cet endroit, serait surmontée par la force du froid ; le sang n'étant pas naturellement chaud, non plus que l'eau ; mais s'échauffant par le moyen de la chaleur, qu'il ne reçoit d'ailleurs que de lui-même, quoique la plupart du monde le croie chaud de sa nature.

Voilà ce que j'avais à dire au sujet du cœur.

σις τῶν ὑμένων. Τὸ δ' αὖ φερόμενον ἐκ τῆς δεξιῆς, ζυγοῦται μὲν καὶ τοῦτο τῇ ξυμβολῇ τῶν ὑμένων, πλὴν οὐ κάρτα ἔθρωσκεν ὑπὸ ἀσθενείης.

Ἀλλ' ἀνοίγεται μὲν, ἐς πνεύμονος ἀγγεῖα αἷμα παράσχεῖν αὐτοῖς τὴν τροφήν· κλείεται δὲ ἐς τὴν καρδίην, οὐχ ἁρμῷ, ὅκως ἐσίη μὲν ὁ ἠήρ, οὐ πάνυ δὲ πολύς. Ἀσθενὲς γὰρ ἐνταῦθα τὸ θερμὸν, δυναστευόμενον χρήματι ψυχροῦ. Τὸ αἷμα γὰρ οὐκ ἔστι τῇ φύσει θερμόν· οὐδὲ γὰρ ἄλλοτι ὕδωρ· ἀλλὰ θερμαίνεται. Δοκέει δὲ τοῖσι πολλοῖσι φύσει θερμόν. Περὶ δὲ καρδίης τοιαῦτα εἰρήσθω.

[illegible]

ANALYSE.

Ce fragment d'une description des
veines et des artères, et même des nerfs,
n'est qu'une récapitulation succincte de
la connaissance que doit avoir un médecin, relativement à la marche des
principaux troncs des vaisseaux san-
guins. On voit dans le Traité des Luxations que l'auteur a promis d'indiquer
d'où les veines et les artères viennent,
où elles vont, et quel est leur trajet
dans les diverses parties. Mais les re-
dites fréquentes indiquent une confusion dans la description, par la faute
des copistes. Du reste, il est facile de
voir que l'auteur, en parlant de quatre
paires de veines, a voulu sans doute

désigner : 1° les artères extérieures ainsi que les veines, à la partie antérieure du corps; 2° à la partie postérieure. La même division concerne les parties internes. Je ne conçois pas autrement le dessein de l'auteur. Il est certain, d'ailleurs, qu'il a placé l'origine des artères et des veines dans le cœur, qui envoie le sang à toutes les parties; de manière que la couleur vermeille de la peau vient de la libre contraction du cœur, tandis que la pâleur vient du resserrement de cet organe.

Mais les contractions sympathiques de l'estomac et la simple cardialgie occasionent un affaiblissement tel que le cœur peut s'en ressentir, par la communication des nerfs de la huitième paire; il survient des faiblesses, des syncopes ou la lipothymie.

L'auteur a indiqué aussi, plutôt qu'il n'a décrit, les deux nerfs qui descendent le long du cou, et qui vont se distribuer à l'œsophage, à l'estomac, au foie, au poumon, et se ramifier sur le diaphragme. Il a parlé d'un autre nerf qui suit le long trajet de la colonne vertébrale et le ventre, jusqu'aux intestins, auxquels ils se distribue, et à l'anus; on s'aperçoit que c'est le grand sympathique. Du reste, les nerfs intercostaux accompagnent les artères et les veines intercostales : ils paraissent également avoir fixé l'attention de l'auteur. Mais il a parlé des ganglions et des nerfs brachiaux dans le Traité des Articles ou des Luxations; on voit, d'ailleurs, qu'il en connaissait la direction : *Tendunt enim hi nervi ad os brachii, unde ulna mensuratur.* Il a noté le nerf cubital, qui passe près de l'apophyse du coude, dont la compression annonce la cause de l'engourdissement. Mais les nerfs des organes des sens ne se trouvent point dénommés, ni ceux qui se distribuent à la face; on trouve ces détails plus circonstanciés dans le Traité des Articles ou des Luxations. Au reste, dans le même traité, l'auteur a bien fait connaître qu'il y avait paralysie des parties les plus importantes, c'est-à-dire des viscères et aussi des extrémités supérieures et inférieures; enfin, suppression de l'urine et des excrémens; relâchement des sphincters de l'anus et de la vessie; écoulement involontaire de l'urine et des excrémens par la compression ou lésion de la moelle épinière; il a connu l'entre-croissement des nerfs du cerveau, et distingué la paralysie du côté droit par l'affection ou la compression de ce viscère, à gauche.

Hippocrate a indiqué les artères aortes et les veines caves, comme les plus gros vaisseaux qui naissent à la base du cœur ; ce sont là les fleuves et les fontaines de la vie, dont il a parlé dans le Traité du Cœur. En notant les branches artérielles, il est presque impossible de ne point rencontrer les veines, qui les accompagnent toujours. Or on ne peut manquer d'exactitude sur ce point. L'artère aorte supérieure et inférieure est très-bien indiquée ; elle descend effectivement le long de la poitrine, passe à travers le diaphragme et le ventre qu'elle nourrit, en distribuant des branches à l'estomac, au foie, à la rate, aux intestins et au mésentère ; mais sa principale division se fait aux reins et aux lombes : comme l'aorte supérieure se divise en deux branches principales, à droite et à gauche, au dessous des clavicules ; les carotides sortent de l'artère aorte, et

les jugulaires de la veine cave supérieure ; de sorte que , l'auteur ayant
nommé ces vaisseaux , il a été comme
impossible qu'il n'en ait pas connu les
fonctions. En effet , les artères carotides ne sont ainsi nommées que parce
que, si on les lie ou si on les comprime,
il en naît le *carus* ou l'*assoupissement;*
or, soit que l'on suppose cette première expérience, soit qu'il ne faille
voir que la veine jugulaire, on obtien-
drait encore le même résultat. Il est certain qu'Hippocrate n'a pas confondu
ces deux genres de vaisseaux. L'auteur
s'explique ici non-seulement en son
nom, mais encore au nom de ses pré-
décesseurs ou ses ancêtres ; en outre ,
il parle souvent d'anciens médecins ; ce
qui suppose déjà de longs travaux et
de longues recherches avant lui.

Ce n'est donc pas d'après la connaissance superficielle d'une veine, qui va de la partie latérale de la tête à la partie antérieure du bras, qu'Hippocrate s'est guidé pour prescrire les saignées. Mais les communications de la veine-porte ont été indiquées pour la sécrétion de la bile dans le foie, de même que la division de l'artère pulmonaire aux deux poumons, et la bifurcation de l'aorte aux deux reins pour la sécrétion de l'urine; enfin l'insertion des uretères à la partie supérieure de la vessie; l'origine des artères et veines spermatiques, près de la région latérale de la colonne vertébrale; en haut, les sous-clavières distinguées en axillaire, humérale et cubitale, s'étendant à la main et aux doigts; en bas, l'artère aorte se glissant dans le bassin et allant aux reins par les échancrures ischiatiques, pour se distribuer de chaque côté à la cuisse, à la jambe et au pied; telles sont les véritables connaissances, qui doivent guider pour les saignées, et dont il est fait mention dans ce traité.

Il n'est aucun médecin qui d'après les seuls indices des vaisseaux, tels qu'ils sont décrits, ou d'après la simple vue; il n'est, dis-je, aucun médecin qui ne conçoive parfaitement tous les avantages de la soustraction du fluide sanguin dans une fièvre violente, où les battemens du cœur et la chaleur sont excessifs. Comment, en effet, ne pas s'en apercevoir? ne fût-ce que d'après les pulsations des artères, par exemple, des *carotides* et des *temporales*, surtout dans la fièvre inflammatoire, à la veille d'une hémorrhagie du nez? Il est presque puéril de rappeler que l'isochronisme des pulsations répond aux contractions du cœur; mais la connaissance du pouls au poignet suppose déjà une longue habitude d'estimation des contractions du cœur, pour en évaluer la force ou la faiblesse; et si Hippocrate a fait une seule citation de ce fait dans ses œuvres, il est évident qu'il connaissait la circulation du sang ; mais il a justement indiqué la débilité du pouls dans l'hémorrhagie utérine ; il a parlé de la kénéangie dans ses Traités des Aphorismes, du Régime dans les Maladies aiguës et des Affections; enfin il y a prescrit les saignées jusqu'à la *syncope*.

Mais la communication de la veine porte avec la veine cave ; celle des intercostales avec une veine qui se rend aussi dans un réservoir près du cœur, et qui est sûrement la veine azygos s'ouvrant dans la veine cave; la distribution en plusieurs troncs principaux, des veines et artères dans les replis du mésentère, du mésocolon et de l'épiploon ;

'leur réunion dans le foie ; la triple division du tronc de l'aorte dans le bassin, comme une espèce d'ancre, formant les troncs principaux des artères et veines hypogastriques internes et externes ; puis celle des artères honteuses et de la crurale, de la mammaire et de la sus-pubienne ; de la fémorale et de la poplitée ; le partage de ces vaisseaux entre les muscles jumeaux, comme celui de l'artère brachiale en deux branches, près du tendon du muscle biceps ; enfin, les troncs principaux de l'artère crurale, passant sous le talon et la plante du pied et se distribuant aux orteils ; et de même ceux de l'artère brachiale, s'étendant à la partie interne et antérieure du bras, puis à l'avant-bras, au poignet, à la main et aux doigts ; il n'y a, dis-je, rien qui paraisse omis, pour un médecin, qui a acquis l'expérience des dissections et de l'angéiologie. Du moins, tel est l'effet que ce traité a produit sur moi *.

---

* Ὡς δ' ὅταν ὀξὺν ἔχων πέλεκυν αἰζήϊος ἀνήρ,
Κόψας ἐξόπισθεν κεράων ἀγραύλοιο,
Ἵνα τάμῃ διὰ πᾶσαν, ὁ δὲ προθορὼν ἐρίπῃσιν.

Homère, Iliade, liv. 17, vers 520, 521 et 522.

Le tronc de la moelle épinière est indiqué évidemment ici, comme l'origine de tous les nerfs du corps : voilà précisément ce qu'Hippocrate a également reconnu. T. II, pag. 229, *des Veines*.

ΙΠΠΟΚΡΑΤΟΥΣ

ΠΕΡΙ ΦΛΕΒΩΝ.

HIPPOCRATE.

DES VEINES.

10*

ΙΠΠΟΚΡΑΤΟΥΣ

ΠΕΡΙ ΦΛΕΒΩΝ.

αʹ. Τὸ δὲ σπέρμα οἷον κηρίον ἑκατέρωθεν τῆς κύστιος. Ἐκ δ' αὐτῶν φλέβες ἑκατέρωθεν τοῦ οὐρητῆρος ἐς τὸ αἰδοῖον τείνουσι. Ποτὸν, διὰ φάρυγγος καὶ στομάχου. Λάρυγξ, ἐς πλεύμονα καὶ ἀρτηρίην· ἀπὸ δὲ τούτων ἐς ἄκρην κύστιν. Ἥπατος πέντε λοβοί· ἐπιδὲ τοῦ τετάρτου λοβοῦ ἐπίκειται ἡ χολή, ἣ τὸ στόμα ἐπὶ φρένας, καὶ καρδίην, καὶ πλεύμονα φέρει. Καρδίην ὑμὴν περίεστι. Τὰ κόλα ἔχει κοινῶς μείζω. Ἤρτηται δὲ ἐκ τῶν μεσοκόλων. Ταῦτα

HIPPOCRATE.

DES VEINES.

I. La vésicule séminale se découvre,
comme un petit rayon de miel, de chaque
côté de la vessie. Des veines suivent de
chaque côté des reins, les uretères, qui
vont s'ouvrir au sommet de la vessie. Il y
a des rameaux pour les parties génitales.
La boisson passe par le pharynx et se rend
à l'estomac; le larynx se joint à la trachée-
artère et au poumon; le foie a cinq lobes;
la vésicule du fiel est située sous le quatrième; son orifice se dirige vers le diaphragme, qui supporte le poumon et le
cœur. Celui-ci est environné d'une membrane; le colon en a une plus épaisse,

commune au ventre, c'est le mésocolon ; des nerfs s'y rendent du rachis, au dessous du ventricule ; les reins en reçoivent aussi du rachis.

11. Le cœur est la source commune des artères ; la veine cave traverse le diaphagme, fournit des rameaux au foie, à la rate, aux reins, s'étend de l'ischion aux muscles jumeaux et au tarse. L'autre tronc qui sort du cœur, passe sous l'aisselle et les clavicules, va au cou, à la tête, au nez et au front ; près des oreilles une branche monte vers l'omoplate ; ensuite le tronc passe au milieu du dos, de la poitrine et du ventre ; la veine de l'aisselle s'étend au coude et à la main.

Les nerfs naissent de chaque côté de l'occiput et le long du rachis jusqu'à l'ischion ; ils s'étendent aux parties génitales, aux cuises, aux jambes et aux pieds. Mais les mains reçoivent leurs nerfs des bras, de même que les nerfs de la jambe passent près du péroné et vont au gros orteil ; d'autres branches pénètrent par les chairs,

δὲ ἐκ νεύρων ἀπὸ τῆς ῥάχιος ὑπὸ τὴν γαστέρα. Νεφροὶ, ἐκ νεύρων ἀπὸ ῥάχιος.

6 . Καὶ ἀρτηρίης καρδίη πηγὴ ξυγγενής. Φλὲψ
τείνει διὰ φρενῶν, ἥπατος, σπληνὸς, νεφρῶν, ἐς
ἰσχίον, περὶ γαστροκνημίην ἐπὶ τὸν ταρσόν. Ἑτέρη δὲ
ἐκ καρδίης, ὑπὸ μασχάλας, κληΐδας, σφαγὰς, κεφαλὴν, ῥῖνα, μέτωπον, παρὰ τὰ ὦτα, ὤμους, με-
τάφρενον, στήθεα, γαστέρα, διὰ πήχεος. Ἡ δὲ
διὰ μασχαλέων ἐπὶ πῆχυν, ἐπὶ καρπόν. Νεύρων ἔκφυσις ἀπὸ τοῦ ἰνίου ἄχρι παρὰ ῥάχιν, παρὰ ἰσχίον,
ἐς αἰδοῖα, ἐς μηροὺς, πόδας, κνήμας, ἐς χεῖρας·
ἀλλ᾽ ἐς βραχίονας· τὰ μὲν ἐς σάρκας, τὰ δὲ παρὰ
τὴν περόνην, ἐς τὸν μέγαν δάκτυλον, τὰ δ᾽ ἐκ τῶν
σαρκῶν, ἐπὶ τοὺς ἄλλους δακτύλους. Ἀλλ᾽ ἐς ὠμο-

πλάτην, στῆθος, γαστέρα, ὀστέους, συνδέσμους.
Ἀπὸ δὲ αἰδοίου παρ' ἀρχὸν, [ἐς] κοτυληδόνα· τὸ
μὲν ἄνωθεν μηροῦ, τὸ δὲ κάτωθεν ἐπὶ τὰ γούνατα·
ἐντεῦθεν γούνατι ξυνταθὲν, ἐπὶ τένοντα, πτέρναν,
πόδας· τὸ δὲ ἐς περόνην. Ἄλλα δ' ἐς τοὺς νεφρούς.

γ΄. Αὗται δὲ αἱ φλέβες ἐφ' ἑκάτερα διχῆ τὰ μέγιστα σχίζονται. Τὰ μὲν ἔνθεν τοῦ νεφροῦ ἑκατέρου,
τὰ δὲ ἔνθεν· καὶ διατέτρηνται ἐς τοὺς νεφρούς. Καὶ
εἶδος καρδίης οἱ νεφροὶ ἔχουσι, καὶ οὗτοι κοιλιώ-
δεες. Ὁ δὲ νεφρὸς τὰ κοῖλα ἑωυτοῦ πρὸς τὰς φλέβας ἔχων, κεῖται τὰς μεγάλας, ὅθεν ἐκπεφύκασιν
ἐξ αὐτέου αἱ φλέβες, αἱ ἐς κύστιν, ἧ εἵλκετο τὸ
ποτὸν, διὰ τῶν φλεβῶν ἐς τοὺς νεφρούς. Ἔπειθ',
ὥσπερ καὶ διὰ τῶν νεφρῶν διηθεῖται τὸ ὕδωρ, καὶ
δι' αὐτέων τουτέων τῶν ἐντέρων, ὧν ξυνεπακολου-
θεῖ. Σπογγοειδὲς γάρ ἐστι τὸ ἀπ' αὐτέων ἐς τὴν
κύστιν, καὶ ἐνταῦθα διηθούμενον, καὶ ἀποκρινό-
μενον ἀπὸ τοῦ αἵματος τὸ οὖρον, διὸ δὴ καὶ ἐρυ-
θρόν ἐστιν. Οὐδὲ γάρ ἐς τοὺς νεφρούς, ἧσαν ἄλλαι

et vont aux autres doigts ; d'autres nerfs se distribuent à l'omoplate, à la poitrine, au ventre, aux ligamens et aux os ; aux parties génitales et à l'anus. Une branche environne le fémur et la cavité cotyloïde ; une autre descend au genou, et s'étend du péroné au tendon d'Achille, passe au talon et au pied ; d'autres nerfs vont aux reins.

III. En outre les veines se divisent, à droite et à gauche, en deux grosses branches qui s'ouvrent dans les reins et s'y divisent entièrement. Ceux-ci sont un peu semblables au cœur, parce qu'ils sont creux et réunis aux grandes veines qui y pénètrent. La boisson passe dans la cavité des reins, où elle est filtrée par les veines, et elle parvient ensuite à la vessie, après avoir été reçue d'abord dans les intestins. Elle est attirée vers les reins, par les veines qui font l'office d'une éponge jusqu'à la vessie ; c'est ainsi que le liquide est filtré, et que l'urine est rouge et séparée du sang : car il n'y a pas d'autres veines que celles des reins, ni un autre lieu où la boisson soit sécrétée, du moins autant que je sache.

IV. Les veines intercostales rampent au dessous de chaque côte ; elles ne viennent pas de la tête, mais au-dessous de l'artère ; celle-ci donne des rameaux à la plèvre. La portion la plus épaisse sort du cœur, et s'incline pour se porter à gauche ; ensuite elle descend au milieu des vertèbres, jusqu'aux dernières côtes, en donnant inégalement des rameaux à droite et à gauche. La portion supérieure se divise également à droite et à gauche ; les deux veines s'élèvent près des clavicules ; il y a deux troncs sous le sternum, qui communiquent à droite et à gauche ; de fortes branches s'en séparent au cou ; deux appartiennent au cœur ; les deux grosses veines sont plus près du cœur ; il y a des rameaux pour chaque côte à droite et à gauche. Enfin les veines situées inférieurement se divisent, communiquent ensemble, et reviennent au cœur.

V. La veine cave est entièrement séparée

φλέβες, ἢ αἱ εἴρηνται· οὐδ᾽ ὅποι ἄν τὸ ποτὸν ξυν-
τήκοιτο, ὅσον ἐγὼ οἶδα.

δ. Αἱ παρὰ τὰς πλευρὰς κατατείνουσαι, κάτω-
θέν εἰσιν ἑκάστης τῶν πλευρέων, οὐ πρὸς κεφαλῆς,
κατωτέρω δὲ καὶ ἀπὸ ἀρτηρίης. Ἀρτηρίη μὲν οὖν
εἶθ᾽ ὑπορεύσασα διαδιδοῖ τῇσι πλευρῇσι. Ἀπὸ δὲ
τῆς παχείης ἀπὸ καρδίης παλινδρομέει, μία ἐς τὰ
ἀριστερὰ ἐγκεκλιμένη. Ἔπειτα ἡ μὲν διὰ μέσων
σπονδύλων, μέχρις ἄκρων πλευρέων πορεύεται, πλευρῇσιν οὐκ ἐξ ἴσου διαδιδοῦσα τοῖσι δεξιοῖσι [καὶ]
τοῖσιν ἀριστεροῖσι διασχίδας, ἀλλ᾽ ἴσας μὲν, ἀνω-
τέρωθεν δὲ ἐν τοῖσι δεξιοῖσιν ἀποσχίζεται. Παρὰ
δὲ κληῖδος ἑκατέρης τῶν φλεβῶν, δύο μὲν ἄνω, δύο
δὲ ὑπὸ τὸ στῆθος· αἱ μὲν ἐς δεξιὰ, αἱ δὲ ἐς ἀριστερά·
ἀπεσχίσθησαν ἀποσχίδες. Πρὸς αὐχένος μὲν μᾶλλον
αὗται. Δύο δὲ πρὸς καρδίην μᾶλλον· αἱ μὲν ἐπὶ
δεξιὰ, αἱ δὲ ἐπ᾽ ἀριστερά. Ἀφ᾽ ἑκατέρης παρὰ τὰς
πλευρὰς, καὶ ἀπ᾽ αὐτέων, ὥσπερ αἱ κάτω, ἐσχί-
ζοντο μέχρις ὅτου ξυνέμιξαν τῇ κάτω παλινδρομη-
σάσῃ ἀπὸ καρδίης.

ε. Ἡ δὲ αἱμόῤῥους ἀπὸ τῆς ἀρτηρίης ταύτης διὰ

τοῦτο ἐσχίσθη, ὅτι μετέωρος ἐνταῦθά ἐστι, διὰ καρδίης πορευομένη. Τὰ δὲ κάτω πλευρέων ἡ αἱμόῤῥους, ἡ παχείη καλεομένη φλὲψ, τοῖσι σφονδύλοι-
σιν αὖθις ἐφ᾽ ἑωυτῆς διαδιδοῖ, καὶ ἐνταῦθα προσ-
έχεται, καὶ οὐκ ἔτι κρέμαται, ὥσπερ ἄνω δι᾽
ἥπατος ἰοῦσα. Ἔστι δὲ κατὰ μὲν ὀσφῦν ἄνω ἡ ἀρ-
τηρία, ὑποκάτω δὲ ἡ αἱμόῤῥους· ἡ ἀπὸ τοῦ ἥπατος
διὰ φρενῶν ἐλθοῦσα μετέωρος, παρὰ τὰ ἐπιδέξια
τῆς καρδίης φέρεται ἄχρι κληΐδων ἁπλῆ, πλὴν ὅσον
αὐτῇ τῇ καρδίῃ κοινωνέει. Τὰ μὲν κατ᾽ αὐτὴν σχι-
ζόμενα ἐπιπολαιότερα· τὰ δὲ τὴν κοιλίην τῆς καρ-
δίας διέχοντα. Ἔπειτα ἀπὸ τῆς καρδίης τὸ ἐπ᾽ ἀριστερὰ κάθηται ἁπλῆ, [καὶ] πρὸς ῥάχιν παλινδρομέει
ἐς μὲν τὸ ἄνω μέρος τοῦ σώματος, ἄχρι τῶν ἀνωτάτω
πλευρέων· καὶ ἀπόσχιδας ἀφ᾽ ἑαυτῆς ἔχει παρ᾽
ἑκάστην πλευρὴν παρατεταμένας κατὰ φύσιν ἄχρι
στήθεος συνοκωχῆς, καὶ ἐπ᾽ ἀριστερὰ, καὶ ἐπὶ

de l'artère, parce qu'elle monte directement
et qu'elle traverse le cœur. Cette veine,
nommée veine épaisse ou confluente, s'ap-
puie près des côtes sur les vertèbres, d'où
sortent plusieurs branches, et marche pro-
gressivement, en sorte qu'elle n'est plus
libre, comme à sa partie supérieure, avant
de parvenir au foie. Vers les lombes, l'artère
est supérieure à la veine : mais à partir du
foie, celle-ci s'élève, traverse le diaphragme, puis se porte vers les cavités droites du
cœur ; elle n'a qu'un seul tronc jusqu'aux
clavicules, qui communique avec le cœur
et s'ouvre dans le ventricule gauche, près
des autres vaisseaux plus externes. Ensuite l'artère aorte sort du cœur, en un
seul tronc ; elle se détourne à gauche, d'où
elle remonte directement vers l'épine
du dos, en se portant aux parties supérieures près de l'extrémité supérieure des
premières côtes ; ensuite elle se divise,
et fournit des rameaux contigüs à chaque
côte, qui se réunissent à droite et à gauche de la poitrine. Sa direction est tout-

à-fait droite en se rapprochant des vertèbres; l'artère paraît alors plus tendue
que la veine qui va au foie. Quant à la
portion inférieure située au dessous du
cœur, sa direction droite paraît encore
plus directe, en perçant le diaphragme, et
se portant en bas vers l'épine du dos; elle
donne ensuite des branches, qui traversent
plus inférieurement les chairs et les os.

VI. Les grosses veines naissent de la
manière suivante, à partir du sourcil et
de l'œil droit : elles vont dans le dos, aux
environs du poumon et sous la poitrine :
en outre, elles communiquent, de gauche
à droite, avec la veine du foie; puis avec le
rein et le testicule droit; et, de droite à
gauche, avec la rate, le rein et le testicule
gauche, et avec les parties génitales. Les
veines de la mamelle correspondent de
droite à gauche avec la hanche et la jambe, et de même de gauche à droite; l'œil
et le testicule droit reçoivent des veines
du côté gauche, comme celui-ci en reçoit
du côté droit.

δεξιά. Καὶ τὸ ἰθὺ αὐτέης, πρὸς σφονδύλων μᾶλλόν
ἐστιν, ἢ ὁ τῆς ἀρτηρίης τόνος, καὶ ὁ τῆς ἀπὸ τοῦ
ἥπατος φλεβός. Πρὸς δὲ τὸ κάτω μέρος τῆς καρδίης,
ὁ μὲν ἰθὺς τόνος ἀπ᾽ αὐτέης πρὸς σφονδύλων μᾶλ-
λόν ἐστιν, ἢ ὁ τῆς ἀρτηρίης. Ὁ δ᾽ ἕτερος, ὁ παρὰ
καρδίην, καὶ ἐς τὰ κάτω μέρη φρενῶν ἐτράπετο, τὰ
πρὸς ῥάχιος ἠρτημένα. Ἐντεῦθεν δὲ ἀπόσχιδες ἐς
ἰθὺ ἕκασται ἐπιφέρονται, δι᾽ ὀστέων καὶ σαρκῶν
περαιωθεῖσαι ἀλλήλαις.

ϛ´. Αἱ φλέβες δὲ αἱ παχεῖαι, ὧδε πεφύκασιν.
Ἐκ τοῦ ὀφθαλμοῦ παρὰ τὴν ὀφρῦν, διὰ τοῦ νώτου
παρὰ τὸν πλεύμονα ὑπὸ τοῦ στήθεος. Ἡ μὲν ἐκ
τοῦ δεξιοῦ, ἐς τὸ ἀριστερόν, ἡ δὲ ἐκ τοῦ ἀριστεροῦ,
ἐς τὸ δεξιόν. Ἡ μὲν οὖν ἐκ τοῦ ἀριστεροῦ διὰ τοῦ
ἥπατος, ἐς τὸν νεφρὸν, καὶ τὸν ὄρχιν. Ἡ δὲ ἐκ τοῦ
δεξιοῦ, ἐς τὸν σπλῆνα, καὶ νεφρὸν, καὶ ὄρχιν· ταύ-
τῃσι δὲ τὸ στόμα, αἰδοῖον. Ἀπὸ δὲ τοῦ δεξιοῦ τιτ-
θοῦ, ἐς τὸ ἀριστερὸν ἰσχίον, καὶ ἐς τὸ σκέλος· καὶ
ἀπὸ τοῦ ἀριστεροῦ ἐς τὰ δεξιά. Ὁ δὲ ὀφθαλμὸς ὁ
δεξιὸς, ἐκ τοῦ ἀριστεροῦ· καὶ ὁ ὄρχις. Κατὰ [δὲ]
τὸν αὐτὸν τρόπον, ἐκ τοῦ δεξιοῦ, ὁ ἀριστερός.

ζ. Αἱ παχύταται τῶν φλεβῶν ὧδε πεφύκασι. Τέσσαρα ζεύγεά εἰσιν ἐν τῷ σώματι. Καὶ αἱ μὲν αὐτέων ἀπὸ τῆς κεφαλῆς, ὄπισθεν διὰ τοῦ αὐχένος, ἔξωθεν παρὰ τὴν ῥάχιν, ἔνθεν ἐς τὰ ἰσχία ἀφικνέονται, καὶ ἐς τὰ σκέλεα· ἔπειτα διὰ τῶν κνημέων, ἐπὶ τῶν σφυρῶν τὰ ἔξω, καὶ ἐς τοὺς πόδας ἀφήκει.

Δεῖ οὖν τὰς φλεβοτομίας, ἐπὶ τῶν ἀλγημάτων τῶν ἐν τῷ νώτῳ, καὶ ἐν τοῖσιν ἰσχίοισιν, ἀπὸ τῶν ἰγνύων ποιέεσθαι, καὶ ἀπὸ τῶν σφυρῶν ἔξωθεν. Αἱ δὲ δεύτεραι φλέβες ἐκ τῆς κεφαλῆς, παρὰ τὰ ὦτα, διὰ τοῦ αὐχένος, σφαγίτιδες καλεόμεναι, ἔσωθεν παρὰ τὴν ῥάχιν, ἑκατέρωθεν φέρονται παρὰ τὰς ψόας, ἐς τοὺς ὄρχιας, καὶ ἐς τοὺς μηρούς, καὶ [διὰ] ἰγνύων ἐκ τοῦ ἔξωθεν μέρεος, ἔπειτα διὰ τῶν κνημέων, ἐπὶ τὰ σφυρὰ τὰ ἔσωθεν, καὶ τοὺς πόδας. Δεῖ οὖν τὰς φλεβοτομίας ποιέεσθαι, πρὸς τὰς ὀδύνας τὰς

VII. Les plus grosses veines sont situées ainsi qu'il suit ; il y en a quatre paires dans le corps : les premières branches naissent à la partie postérieure de la tête , se portent au cou et à l'épine dorsale, extérieurement ; puis elles vont deçà et delà, de chaque côté des hanches et des cuisses , jusqu'aux jambes , et s'étendent à la malléole externe et au pied. Il faut donc, dans les douleurs externes du dos et des hanches, faire les saignées au genou et à la malléole externe. Les secondes viennent aussi de la tête , aux environs des oreilles , passent au cou ; on les nomme jugulaires ; puis elles vont à l'épine intérieurement ; s'étendent aux lombes de chaque côté et à la partie interne des cuisses , et aux testicules ; puis elles passent sous le genou extérieurement , et se continuent à la jambe, à la malléole interne et au pied. Il convient donc , dans les douleurs internes des lombes et des testicules, de faire les saignées intérieurement au genou et à la malléole interne. Les troisièmes dérivent des tempes; elles se divisent au cou, sous les omoplates; soit dans le poumon de droite à gauche, sous la mamelle; soit dans le rein et la rate; et de gauche à droite, elles pénètrent sous la mamelle; soit dans le poumon, soit dans le foie et le rein. Ces deux veines, de chaque côté, se réunissent au rectum. Enfin, les quatrièmes viennent de la partie antérieure de la tête et des yeux, passent sous le cou et les clavicules, vont à la partie antérieure et supérieure des bras; puis s'étendent à l'avant-bras, à la main et aux doigts; ensuite elles remontent de l'extrémité des doigts et de la paume de la main, au pli du coude; et de la partie inférieure du bras à l'aisselle; parvenues à la partie supérieure des côtes, elles communiquent de droite à gauche avec le foie; et de gauche à droite avec la rate; enfin celles de la partie supérieure du ventre se terminent aux parties génitales. C'est ainsi que se distribuent les plus grosses veines.

ἀπὸ τῶν ψοῶν καὶ τῶν ὄρχιων, ἀπὸ τῶν
ἰγνύων καὶ ἀπὸ τῶν σφυρῶν ἔσωθεν. Αἱ δὲ
τρίται φλέβες ἐκ τῶν κροτάφων, διὰ τοῦ αὐχένος
ὑπὸ τὰς ὠμοπλάτας. Ἔπειτα ξυμφέρονται ἐς τὸν
πλεύμονα, καὶ ἀφικνέονται, ἡ μὲν ἀπὸ τῶν δεξιῶν
ἐς τὰ ἀριστερὰ, ὑπὸ τὸν μαζὸν, καὶ ἐς τὸν σπλῆνα,
καὶ ἐς τὸν νεφρόν· ἡ δὲ ἀπὸ τῶν ἀριστερῶν ἐς τὰ
δεξιὰ, ἐκ τοῦ πλεύμονος ὑπὸ τὸν μαζὸν, καὶ ἐς τὸ ἥ-
παρ, καὶ ἐς τὸν νεφρόν. Τελευτῶσι δὲ ἐς τὸν ἀρχὸν
αὗται ἀμφότεραι. Αἱ δὲ τέταρται ἀπὸ τοῦ ἔμπροσθεν
τῆς κεφαλῆς, καὶ τῶν ὀφθαλμῶν ὑπὸ τὸν αὐχένα
καὶ ὑπὸ τὰς κληῖδας. Ἔπειτα ὑπὲρ τῶν βραχιόνων
ἄνωθεν, ὑπὸ τὰς συγκαμπὰς, ἔπειτα διὰ τῶν πήχεων ἐς τοὺς καρποὺς καὶ τοὺς δακτύλους. Ἔπειτα
πάλιν ἀπὸ τῶν δακτύλων, διὰ τῶν στηθέων τῶν
χειρῶν, καὶ τῶν πήχεων ἐς τὰς συγκαμπάς. Διὰ
δὲ τῶν βραχιόνων καὶ τοῦ κάτωθεν μέρεος, ἐς τὰς
μασχάλας, καὶ ἀπὸ τῶν πλευρέων ἄνωθεν· ἡ μὲν ἐς
τὸν σπλῆνα ἀφικνέεται, ἡ δὲ ἐς τὸ ἧπαρ· ἔπειτα
ὑπὲρ τῆς γαστρὸς ἐς τὸ αἰδοῖον τελευτῶσιν ἀμφώ-
τεραι. Καὶ αἱ μὲν παχύταται τῶν φλεβῶν οὕτω
πεφύκασιν.

η΄. Εἰσὶ δὲ καὶ ἀπὸ τῆς κοιλίης φλέβες ἀνὰ τὸ

σῶμα πολλαί τε καὶ παντοῖαι, δι' ὧν ἡ τροφὴ τῷ
σώματι ἔρχεται. Φέρουσι δὲ αἱ ἀπὸ τῶν παχειῶν
φλεβῶν, ἐς τὴν κοιλίην καὶ τὸ ἄλλο σῶμα· καὶ ἀπὸ
τῶν ἐξωτάτω, καὶ ἀπὸ τῶν ἐσωτάτω· καὶ ἐς ἀλλή-
λας διαδιδόασιν· αἵτε ἔσωθεν ἔξω, καὶ αἱ ἔξωθεν
ἔσω. Τὰς οὖν φλεβοτομίας ποιέεσθαι χρὴ κατὰ
τούσδε τοὺς τρόπους. Ἐπιτηδεύειν δὲ δεῖ τὰς τομὰς,
ὡς προσωτάτω ταμεῖν ἀπὸ τῶν χωρίων, ἔνθα ἂν
αἱ ὀδύναι μεμαθήκωσι γίγνεσθαι, καὶ τὸ αἷμα ξυλλέγεσθαι. Οὕτω γὰρ ἂν ἥκιστα ἥτε μεταβολὴ γί-
νοιτο μεγάλη ἐξαπίνης, καὶ τὸ ἔθος μεταστήσειας
ἂν, ὥστε μηκέτι ἐς τὸ αὐτὸ χωρίον ξυλλέγεσθαι.

θ'. Ἡ δὲ ἡπατῖτις ἐν ὀσφυῖ μέχρι τοῦ μεγάλου
σπονδύλου, κάτωθεν καὶ σπονδύλοισι προσδιδοῖεν,
ἐντεῦθεν μετέωρος, δι' ἥπατος καὶ διὰ φρενῶν ἐς
καρδίην. Καὶ ἡ μὲν εὐθεῖα ἐς κληῖδας. Ἐντεῦθεν δὲ
αἱ μὲν ἐς τράχηλον, αἱ δ' ἐπ' ὠμοπλάτας, αἱ δὲ
ἀποκαμφθεῖσαι κάτω παρὰ σπονδύλους καὶ πλευρὰς ἀποκλίνουσιν· ἐξ ἀριστερῶν μὲν μία ἐγγὺς κληΐ-

VIII. Il y en a une infinité d'autres de tous genres, qui tirent leur origine du ventre, qui se répandent dans tout le corps et servent à le nourrir. L'aliment parvient aussi, par les grandes veines, tant au ventre qu'aux autres parties, et s'y distribue, soit par les plus superficielles, soit par les plus profondes, du dehors au dedans et du dedans au dehors.

Il faut donc dans les saignées avoir égard à tout ceci, afin de faire l'ouverture des veines le plus loin possible du siége des douleurs, et où le sang s'amasse. De cette manière on obtiendra un changement qui ne sera point excessif, et on détruira la tendance du sang à se porter vers le même lieu.

IX. La veine du côté du foie (la veine cave) s'étend dans les lombes, jusqu'à la grande vertèbre ; ensuite elle monte vers le foie, traverse le diaphragme, et se rend au cœur; de là elle va droit aux clavicules, d'où d'autres branches s'élèvent au cou ; d'autres vont aux épaules; d'autres se réfléchissent inférieurement vers les vertèbres

et les côtes. Une branche située près des
clavicules se distribue, de gauche à droite,
à cette région ; une autre se porte sur
chaque côte ; une autre descend encore
plus vers les côtes, puis se détourne
pour s'insérer dans la veine qui est près
du cœur ; un peu plus bas elle se courbe,
et descend vers les vertèbres ; d'où elle
commence à s'élever , en distribuant des
rameaux à la plèvre et à chaque côte, en se
rapprochant toujours davantage du cœur.
Alors elle est située plus à gauche , et ne
paraît plus former qu'un seul tronc ; puis
elle marche au dessous de l'artère , jusqu'à
ce qu'elle disparaisse, et ensuite qu'elle
parvienne à l'endroit où s'élève la veine
hépatique. Mais, avant d'y arriver, elle se
bifurque vers les deux plèvres ; et , après
avoir donné deux autres branches à droite
et à gauche , elle marche près des verté-
bres, où elle disparaît. La portion supérieure a une direction droite en sortant
du cœur jusqu'aux clavicules ; ici elle
est supérieure à l'artère, comme elle
lui est inférieure aux lombes. Mais une

δων, ἐκ δεξιῶν δέ, ἐπί τι αὐτῆς χωρίον. Ἄλλη
δὲ ἑκατέρωθεν ἀποκαμφθεῖσα, ἄλλη δὲ σμικρὸν
κατώτερον ἀποκαμφθεῖσα, ὅθεν μὲν ἐκείνη ἀπέ-
λιπε προσέδωκε τῇσι πλευρῇσιν, ἔς τ' ἂν τῇ
ἐπ' αὐτέης τῆς καρδίης προστύχῃ ἐπικαμπτομένη
ἐς τὰ ἀριστερά. Ἀποκαμφθεῖσα δὲ κάτω, ἐπὶ σφονδύλους καταβαίνει, ἔς τ' ἂν ἀφίκηται. Καὶ ὅθεν ἤρ-
ξατο μετεωρίζεσθαι ἀποδιδοῦσα τῇσι πλευρῇσι,
καὶ τῇσιν ἐπιλοίποις ἁπάσαις, καὶ ἔνθεν καὶ ἔνθεν
ἀποσχίδας παρ' ἑκάστην διδοῦσα μία ἐοῦσα. Ἀπὸ
μὲν τῆς καρδίης ἐπί τι χωρίον ἐν τοῖσιν ἀριστεροῖσι
μᾶλλον ἐοῦσα. Ἔπειτα ὑποκάτω τῆς ἀρτηρίης, ἔς
τ' ἂν καταναλωθῇ, καὶ ἔλθῃ ὅθεν ἡ ἡπατῖτις ἐμε-
τεωρίσθη. Πρότερον δέ, πρὶν ἐνταῦθα ἐλθεῖν, παρὰ
τὰς ἐσχάτας δύο πλευράς, ἐδιχώθη· καὶ ἡ μὲν ἔνθα,
ἡ δ' ἔνθα τῶν σφονδύλων ἐλθοῦσα, κατηναλώθη.
Ἡ δὲ εὐθεῖα, ἀπὸ καρδίης πρὸς κληῖδας τείνουσα,
ἄνωθεν τῆς ἀρτηρίης ἐστί· καὶ ἀπὸ ταύτης, ὥσπερ

καὶ παρ' ὀσφῦν κάτωθεν τῆς ἀρτηρίης, ἀίσσει ἐς τὸ ἧπαρ· ἡ μὲν ἐπὶ πύλας καὶ λοβόν, ἡ δὲ ἐς τὸ ἄλλο ἑξῆς ἀφορμέει ἐς μικρὸν κάτωθεν φρενῶν. Φρένες δὲ προσπεφύκασι τῷ ἥπατι, ὡς οὐ ῥάδιον χωρίσαι.

ί. Δισσαὶ δ' ἀπὸ κληΐδων αἱ μὲν ἔνθεν, αἱ δὲ ἔνθεν ὑπὸ στῆθος ἐς ἦτρον. Ὅποι δὲ ἐντεῦθεν, οὔπω οἶδα. Φρένες δὲ κατὰ τὸν σπόνδυλον τὸν κάτω τῶν πλευρέων, ᾗ νεφρὸς ἐξ ἀρτηρίης, ταύτῃ ἀμφιβεβή-κεε. Αἱ δὲ ἀρτηρίαι ἐκ τουτέου ἐκπεφύκασιν ἔνθεν καὶ ἔνθεν, ἀρτηρίῃσι τόνον ἔχουσαι. Ταύτῃ τῇ πα-λινδρομησάσῃ ἀπὸ καρδίης ἡ ἡπατῖτις ἔληγεν. Ἀπὸ δὲ τῆς ἡπατίτιδος διὰ τῶν φρενῶν αἱ μέγισται δύο, ἡ μὲν ἔνθεν, ἡ δὲ ἔνθεν, φέρονται μετέωροι. Πολυ-σχιδὲς δὲ διὰ τῶν φρενῶν εἰσιν, ἀμφὶ ταύταις, καὶ πεφύκασιν· ἄνωθεν δὲ φρενῶν. Αὗται δὲ μᾶλ-λόν τι ἐμφανέες.

veine monte à travers le foie, au milieu d'éminences que l'on nomme portes; elle pénètre dans sa substance jusqu'à son extrémité ou sommet, en se portant un peu au dessous du diaphragme; et en cet endroit le foie y est uni de manière à ce qu'il n'est pas facile de l'en séparer.

x. Il y a deux veines au dessous des clavicules de chaque côté : l'une interne, qui passe sous le sternum, et l'autre qui s'étend au bas-ventre et descend vers le pubis; je n'ai pu la suivre plus loin.

Le diaphragme est lui-même attaché aux vertèbres au dessous des côtes, auprès de l'artère qui va au rein : car de chaque côté il y a un nerf et une artère pour chaque rein. La veine du côté du foie, après avoir remonté, comme je l'ai dit, vers le cœur, se termine dans ce viscère; mais deux branches très-grosses s'élèvent au dessus du foie, et traversent le diaphragme; elles donnent un grand nombre de rameaux à ce muscle, où sont comme dessinées de nombreuses ramifications, surtout à sa face convexe.

XI. Il y a deux gros nerfs qui partent du cerveau au dessous de l'articulation de la seconde vertèbre, et qui, après avoir passé l'un et l'autre de chaque côté de l'œsophage et de la trachée-artère, se réunissent, comme en un seul tronc, à l'endroit où le diaphragme s'attache aux vertèbres. Quelques médecins doutent si leur réunion ne fournit pas un même tronc qui va au foie et à la rate. Il y en a un autre qui part des vertèbres, près des clavicules, de chaque côté, et qui se divise en suivant l'épine, en donnant des rameaux aux apophyses transverses et ensuite aux côtes, tout comme les veines. Mais il me semble que ce nerf se rend au mésentère et au diaphragme ; et que dans l'endroit où les veines finissent à l'ischion, là où le diaphragme s'unit à la partie moyenne des vertèbres, au dessous de l'artère, ce nerf se ramifie tout comme les veines, dont il suit la direction jusqu'au sacrum (le nerf trisplanchnique ou grand-sympathique.)

XII. Les os tiennent le corps

ια. Δύο δὲ παχέες τόνοι ἀπ' ἐγκεφάλου ὑπὸ τὸ ὀστέον τοῦ μεγάλου σφονδύλου ἄνωθεν, καὶ πρὸς τοῦ στομάχου μᾶλλον ἑκατέρωθεν τῆς ἀρτηρίης, παρελθὼν ἑκάτερος ἐς ἑαυτὸν ἦλθεν ἴκελος ἑνί. Ἔπειτα οἱ σφόνδυλοι καὶ φρένες, πεφύκασιν ἐνταῦθα, οὗ ἐτελεύτων. Καί τινες ἐνδοιαστοὶ πρὸς ἧπαρ καὶ σπλῆνα ἀπὸ τούτου τοῦ κοινωνήματος ἐδόκεον τείνειν. Ἄλλος τόνος ἑκατέρωθεν ἐκ τῶν κατὰ κληῖδα σφονδύλων περὶ ῥάχιν παρέτεινεν, ἐκ πλαγίου σφονδύλων, καὶ τῇσι πλευρῇσιν ἀπένεμεν. Ὥσπερ αἱ φλέβες αὗται διὰ φρενῶν ἐς μεσεντέριόν μοι δοκέουσι τείνειν. Ὅθεν δὲ αὗται ἐξέλιπον, αὖθις ἔνθεν φρένες ἐξεπεφύκεσαν ἀπὸ τούτου, ξυνεχέες ἐόντες, κατὰ μέσον κάτωθεν ἀρτηρίης. Τὸ [δ'] ἐπίλοιπον παρὰ σπονδύλους ἀπεδίδουν, ὥσπερ αἱ φλέβες, μέχρι καταναλώθησαν πᾶν διελθόντες τὸ ἱερὸν ὀστέον.

ιβ. Τὰ ὀστέα τῷ σώματι στάσιν, καὶ ὀρθότητα,

καὶ εἶδος παρέχονται. Τὰ δὲ νεῦρα, κάμψιν, καὶ ξύντασιν, καὶ ἔκτασιν. Αἱ δὲ σάρκες καὶ τὸ δέρμα, πάντων ξύνδεσιν, καὶ ξύνταξιν. Αἱ [δὲ] φλέβες διὰ τοῦ σώματος κεχυμέναι, πνεῦμα, καὶ ῥεῦμα, καὶ κίνησιν παρέχονται, ἀπὸ μιῆς πολλαὶ διαβλαστάνουσαι. Καὶ αὕτη μὲν ἡ μία, ὅθεν ἦρκται, καὶ ἡ τετελεύτηκεν, οὐκ οἶδα. Κύκλου γὰρ γεγεννημένου, ἀρχὴ οὐχ εὑρέθη. Τὰς δ' ἀποφυάδας αὐτῆς, ὅθεν ἤρτηνται καὶ ἡ παύονται τοῦ σώματος, καὶ ὡς ἡ μίη ταύτησιν ὁμολογέει, καὶ ἐν ὁποίοις τόποις τέταται τοῦ σώματος, ἐγὼ δηλώσω. Περὶ μὲν γὰρ τῆς κεφαλῆς κατὰ τὸ μέσον ἐκ πλαγίου περίκειται ἡ φλέψ. Αὑτὴ πλατεῖα καὶ λεπτή, οὐ πολύαιμος. Τῷ γὰρ ἐγκεφάλῳ κατὰ τὰς ἁρμονίας ἐνερρίζωκε πολλὰ καὶ λεπτὰ φλέβια, καὶ περὶ τὴν ὅλην κεφαλὴν ἐκτετάρσωται μέχρι τοῦ μετώπου, καὶ τῶν κροτάφων. Αὑτὴ δὲ ἀπιθύνεται ἐς τοὔπισθεν

surent sa stabilité et sa forme; les nerfs
servent à la flexion, à la tension et à
l'extension; les chairs et la peau lient le
tout et le maintiennent en sa place; les
veines répandues dans le corps y distribuent l'esprit ou le souffle, qui favorise
le mouvement et le cours des humeurs
provenant toutes d'une même source;
mais de dire où elle commence absolument et où elle finit, je l'ignore; car, le
cours du sang une fois commencé, on ne
sait pas où il s'arrête.

Toutefois je démontrerai quelles sont
les branches et racines des veines, et les
parties du corps où elles correspondent
toutes; et j'indiquerai les lieux où elles
sont particulièrement. D'abord vers le milieu de la tête, intérieurement, est située
obliquement une veine large (un sinus)
et déliée, qui ne contient pas beaucoup de
sang. Mais dans le cerveau il y a un grand
nombre de petites veines très-déliées, près
des sutures qui s'étendent dans toute la tête,
au front et aux tempes. Une autre veine

large s'étend en arrière, par une branche qui communique sous la peau à l'épine, et ensuite qui s'ouvre dans les veines jugulaires externes et internes.

XIII. Une veine épaisse (ou artère) se divise extérieurement à la joue, passe derrière l'oreille, et se ramifie à la langue, outre la veine sublinguale et celle qui va aux dents molaires.

Mais le tronc est situé près de la clavicule, et descend sous l'épaule. Il en naît une branche qui accompagne le nerf sous la peau à l'extrémité supérieure de l'humérus, et que l'on nomme brachiale ou humérale. Celle-ci est confluente et remplie de sang ; si elle est rompue ou tiraillée, il est difficile d'en obtenir la guérison. Un nerf épais l'environne, ainsi qu'un cartilage, près de la membrane synoviale ; la veine passe au milieu, et est située près de la peau intérieurement ; en sorte que cet endroit, n'étant pas très-charnu, se déchire facilement et ne se cicatrise qu'avec peine.

Si donc le sang s'amasse dans cet en-

τῆς κεφαλῆς ἐκτὸς παρὰ τῆς ἀκάνθης τὸ δέρμα. Ἐντεῦθεν δὲ καθίεται παρὰ τὴν ἔξωθεν, καὶ τὴν εἴ-
σωθεν φλέβα τῶν ἐν τῇσι σφαγῇσι.

ιγ. Πέρην δὲ τῆς ἀκοῆς ὑποσχισθεῖσα ἀπὸ τῆς
γένυος ἔξωθεν τείνει παχείη. Ἀπὸ δὲ ταύτης ἐς τὴν
γλῶσσαν, πολλαὶ καὶ λεπταὶ, πλὴν ἢ ὑπὸ τὴν γλῶσσαν, ἢ ὑπὸ τοὺς γομφίους. Αὕτη δὲ παχείη διὰ
τῆς κληΐδος καθήκει ὑπὸ τὴν ὠμοπλάτην. Καὶ
ταύτῃ ἀπ᾽ αὐτῆς βεβλάστηκε φλὴψ διὰ τοῦ νεύρου
τοῦ ὑπὸ τὴν ἐπωμίδα, τῆς ἐπωμιαίης ὀνομαζομέ-
νης. Αὕτη δὲ αἱμόρρους, καὶ αἱματώδης, καὶ δυσ-
ίητος, ἢν ῥαγῇ ἢ σπασθῇ. Τῇ μὲν γὰρ αὐτέῃ,
νεῦρον περιέχει πλατὺ, τῇ δὲ χόνδρος. Τὸ δὲ μεταξὺ αὐτῶν, αὐτή τε ξυνέχει, καὶ ὑμὴν ἀφρώδης.
Ἀσάρκου οὖν ἐόντος τοῦ τόπου, ῥηϊδίως ῥήγνυται,
οὐκ ἔχουσα περιφύεσθαι σάρκας. Ἢν τε ὑποδράμῃ
τὸ αἷμα ἐς τοῦτο μέρος, ἐπιτυχὸν εὐρυχωρίης,
οὐκ ἔχει ἀπαλλαγὴν, ἀλλὰ σκληροῦται. Σκληρυν-
θὲν δὲ, νοῦσον καὶ πόνον παρέχει. [Καὶ] αὐτὴ μὲν

περαίνει, ἢ πρότερον εἶπον. Ἡ δὲ ὑπὸ τὴν ὠμοπλάτην ἀποβεβλάστηκεν ὑπὸ τοῖσι μαζοῖσι, πυ-
κνῇσί τε καὶ λεπτῇσι καὶ ἐπηλλαγμένῃσι φλεψί.
Καὶ διὰ τῆς ἐπωμιαίης παραλλάσσουσα τὸν χόν-
δρον, αὐτὴ νέρθεν ὑπονεμομένη, ἐς τὸν βραχίονα
τείνει, τὸν μῦν ἐκ ἀριστερᾷ ἔχουσα. Ἡ δὲ δεξιὴ
σχίζεται αὐτὴ περὶ τὸν ὦμον, καὶ τοῦ ἀγκῶνος τὴν
ἄνω μοῖραν. Τὸ δ᾽ ἐντεῦθεν διαπέφυκε τοῦ ἀγκῶνος ἑκατέρωθεν. Ἔπειτα αὖθις παρὰ τὸν καρπὸν
τῆς χειρός· ἐντεῦθεν δὲ ἤδη ἀπορρέουσα δι᾽ ὅλου
ἀνὰ τὴν χεῖρα πολυπλανῶς ἐρρίζωται.

ιδ΄. Ἡ δ᾽ ἀρχαίη φλὲψ, ἡ νεμομένη περὶ τὴν
ἄκανθαν, διὰ δὲ τοῦ μεταφρένου [ὑπὸ] τῆς σφαγῆς καὶ τοῦ βρόγχου, ἐμπέφυκεν ἐς τὴν καρδίην·
ἀφ᾽ ἑωυτῆς φλέβα εὐμεγέθεα πολύστομον κατὰ τὴν
καρδίην, ἐντεῦθεν δὲ ἐς τὸ στόμα ἐσυρίγγωκεν.
Ἥπερ ἀρτηρίη διὰ τοῦ πλεύμονος ὀνομάζεται· ὀλί—

droit, il le dilate outre mesure et s'y durcit, ensuite il produit une maladie douloureuse. Ce tronc se continue de la manière que j'ai indiquée. Plusieurs rameaux s'en détachent sous l'épaule pour aller aux mamelles et s'unir à d'autres veines ou artères ; ensuite il poursuit sa route en franchissant le cartilage, et se porte le long du bras, laissant de côté le muscle (biceps) à sa gauche, tandis qu'à sa droite il se divise en deux branches, l'une qui se replie autour de l'humérus, et l'autre qui suit la partie supérieure du pli du coude ; ensuite il pénètre intérieurement de chaque côté du bras, et va se distribuer au carpe et se ramifier sur toute la main.

xiv. La veine nommée principale (l'aorte), qui se distribue le long de l'épine dorsale, après avoir passé au milieu du dos et s'être distribuée à la gorge et au cou, pénètre dans le cœur. Il y a ici des ouvertures multiples pour les gros vaisseaux, qui communiquent avec les orifices des ventricules du cœur. On découvre un long tuyau qui com-

munique avec la bouche et pénètre dans le
poumon; on lui a aussi donné le nom d'artère (âpre). Celle-ci est très-peu péné-
trée de sang, mais de beaucoup d'air; en
effet à cause de l'amplitude et de la rareté
des cellules du poumon, ses ramifications
cartilagineuses s'étendent dans tout ce
viscère : c'est pourquoi, s'il pénètre quelque chose d'inaccoutumé dans les voies pul-
monaires, soit de la boisson, soit du sang,
ce viscère, spongieux et rempli d'une infinité de veines, peut être alors obstrué ou
par le sang ou par les fluides. Or une loi
naturelle veut que les humeurs ou le sang
épanchés ne puissent plus circuler librement, lorsqu'ils ne sont pas rejetés sur-le-
champ : alors ce qui s'épanche donne lieu
à des indurations; celles-ci s'opposent à
l'introduction de l'espèce de nourriture,
qui pénètre du dehors par le larynx.

xv. Les voies de l'air étant donc inter-
ceptées dans les lieux endurcis, la respiration devient précipitée et plus difficile,
parce que le souffle ne peut sortir, ni

γαιμός τε καὶ πνευματώδης. Ἐν γὰρ εὐρυχωρίῃ καὶ
ἀραιώσει σπλάγχνου πολλαχῆ μὲν τοῦ πλεύμονος
ὀχετεύεται, χονδρώδης δὲ τοὺς ἄλλους πεποίηται.
Διὸ δὴ καὶ, ἤν τι ἐς ταύτας κατηνέχθη τὰς διόδους
τοῦ πλεύμονος τῶν ἀήθων, ἢ ἐν τῷ ποτῷ, ἢ ἐν τῇ
τοῦ πνεύματός τε καὶ αἵματος διόδῳ· ἅτε τῶν φλεβῶν τοιουτέων ἐουσέων καὶ τοῦ σπλάγχνου σπογ-
γοειδέους, πολύ τε ὑγρὸν δυναμένου δέξασθαι
ἄνω τε πεφυκότος· τῶν γὰρ εἰσιόντων ὑγρῶν, νό-
μος καθέστηκεν· ἔτι τε τὸ αἷμα διὰ τῶν φλεβῶν
τούτων, οὐ πολὺ περισφίγγεται, καὶ οὐ ταχέως
χωρέον, οὐκ ἐξάγει τὰ ἐμπίπτοντα. Οὐχ ὑπεξ-
αγομένων δὲ αὐτῶν, ἀλλ᾽ ἐμμενόντων, γίνεται πῶ-
ρος. Οὕτως δὲ ἀπολλύεται τὸ πλησιάζον τῆς τροφῆς, ταύτης ἐούσης τῆς προσαγωγῆς τοῦ λάρυγγος,
καὶ πρὸς τὰ ἔξω.

ιε. Ἐγκαταλαμβανομένων δὲ τῶν διόδων ὑπὸ
τοῦ χώρου, ταχύπνοιά τε καὶ δύσπνοια ἴσχει.

Τῶν δὲ μὴ δυναμένων τὴν φύσιν ἐξεῖναι τῇδε,
οὐδ᾽ εὐπόρως ἐχόντων κατασπᾷν, ἐκ δὴ τοιουτέων αἱ τοιαῦται νοῦσοι γίνονται· οἷον ἄσθματα
καὶ ξηραὶ φθινάδες. Ἢν δὲ ἐν αὐτοῖσι ξυνιστά-
μενον πλέον τὸ ὑγρὸν κρατήσῃ, ὥς τε μὴ δύνα-
σθαι παχυνθὲν παγῆναι, καὶ σαπρὸν τὸν πλεύμονα
ποιέει, καὶ τὰ πλησιάζοντα, καὶ γίνονται ἔμπυοί
τε καὶ φθινώδεες. Γίνονται δὲ τὰ νουσήματα ταῦτα
καὶ δι᾽ ἄλλας αἰτίας. Ἐντεῦθέν τε ἡ φλὲψ αὕτη κατέχει τὸν πλεύμονα, καὶ διὰ τῶν λοβῶν, τῶν δύο
τῶν μεγάλων τῶν ἔσω τετραμμένων, ὑπὸ τὰς φρένας, ἐπιτέταται τῇ ἀκάνθῃ, λευκὴ καὶ νευρώδης·
διαπέμπουσα φλέβια, διὰ τοῦ ἄλλου σώματος πε-
πυκνωμένου. Ἐντεῦθεν δὲ διά τε τῶν σφονδύλων
πυκνοῖσι φλεβίοισιν ἐς τὸν νωτιαῖον μυελὸν ἐγκισ-
σεύεται.

ιϛ´ . Καὶ αἱ μὲν ἄλλαι φλέβες ἐν τῷ σώματι τε-
ταγμέναι ἐκ πάντων τῶν μερῶν, συντείνουσαι ἐς
τὴν ἄκανθαν τὸ λεπτότατον καὶ εἰλικρινέστατον

entrer facilement. Il en résulte ensuite des maladies, telles que l'asthme et la phthisie sèche. S'il s'accumule en peu de temps une certaine quantité d'humeurs, destinée à s'épaissir et se mûrir et qui ne puisse être rejetée ensuite par la toux ; le poumon se putréfie, ainsi que les parties voisines, et il en résulte des empyèmes et des phthisies humides ; maladies qui proviennent aussi, souvent, d'autres causes.

Une veine principale (l'artère pulmonaire) existe aussi près du cœur ; elle se divise aux deux lobes du poumon, une autre descend le long de l'épine du dos, et traverse le diaphragme ; elle est blanche et nerveuse (l'aorte) ; elle distribue des branches à tout le corps. Enfin elle pénètre par les apophyses transverses des vertèbres ; elle s'y ramifie sur la moelle épinière, comme une branche de lierre.

xvi. Il y a d'autres veines qui se distribuent dans les diverses parties du corps, qui toutes se rendent à l'épine du dos. Chacune y apporte ce qu'il y a de plus subtil et de plus élaboré. La veine, ou artère, principale s'y porte entre les plicatures de la moelle; ensuite il s'en sépare des racines ou des troncs qui vont aux reins; elle est environnée de beaucoup de fibres nerveuses; près de la dernière fausse côte, elle prend plus d'épaisseur; en continuant sa route, elle devient nerveuse, et donne des ramifications qui enveloppent les muscles constricteurs de l'anus; d'autre part elle va à la vessie, aux testicules et aux épididymes, où de petites branches déliées, fermes et fibreuses, s'entrelacent infiniment; elle fait plusieurs circuits aux environs de toutes ces parties; il s'y incorpore des branches; la plus forte, et presque droite, se replie et va à la verge. Ensuite une autre s'étend au pubis sous la peau de l'abdomen, et il en naît des rameaux qui se joignent à d'autres branches; là, d'autres ramifications, tantôt droites, tantôt courbées, se distribuent au pénis.

XVII. Chez les femmes la branche déjà indiquée (l'artère honteuse) sort réelle-

ἑκάστη ξυνάγουσα, ἐνταῦθα ἐξερεύγεται. Αὐτὴ
δὲ ἡ ἐπιτεταμένη διὰ τῶν κατειμένων πλεκτανέων,
ἐς ταυτὸ ξυνάγει. Ἐντεῦθεν δὲ καὶ ἐς τοὺς νεφροὺς
ἀπεῤῥίζωται, παρὰ τὴν νόθην πλευρὴν, λεπτῆσι
καὶ ἰνώδεσι φλεψί· καὶ ἐντεῦθεν συντείνουσα συμ-
πεπύκνωται. Ἔπειτα καὶ νενεύρωται πρὸς τὸν ἀρχὸν, πιέσασά τε τοὺς ξυναγωγέας ἐμπέφυκεν αὐτῷ,
τήν τε κύστιν, καὶ τοὺς ὄρχιας, καὶ τοὺς παρα-
στάτας ἐῤῥίζωκε, πολυπλόκοισι λεπτῆσι τε καὶ στε-
ρεῆσι καὶ ἰνώδεσι φλεψίν. Ἐντεῦθεν αὐτῆς τὸ πα-
χύτατον καὶ ἰθύτατον ἀνάπαλιν τραπὲν προσκε-
καύληκεν, ὅπέρ ἐστιν αἰδοῖον. Ἐν δὲ τῇ ἀνακάμ-
ψει, ἐνῆρται ἐς τὰ αὐτὰ ταῦτα. Καὶ διὰ τοῦ κτενὸς
ἄνω ὑπὸ τὸ δέρμα τῆς γαστρὸς, καὶ τῆς φλεβὸς αὐτῆς ὥρμηκε πρὸς τὰς κάτω φερούσας, αἳ ἐς ἀλλή-
λας ἐπωχετεύονται. Διαπεφύκασι δὲ καὶ διὰ τοῦ
αἰδοίου φλέβες παχεῖαι καὶ λεπταὶ, καὶ πυκναὶ,
καὶ καμπύλαι.

ιζ. Τῇσι δὲ θηλείῃσιν αὐτὴ συντείνει ἐς τὰς

μήτρας, [καὶ] ἐς τὴν κύστιν, καὶ ἐς τὴν οὐρή-
θρην. Ἐντεῦθεν δὲ ἰθυπόρηκε, καὶ τῇσι γυναιξὶ
μὲν, περὶ τὰς μήτρας ἤρτηται, τοῖσι δὲ ἄῤῥεσι περὶ
τοὺς ὄρχιας ἐσπείρωται, διὰ ταύτην τὴν φύσιν αὐτή
ἡ φλὲψ καὶ τὰ γόνιμα πλεῖστα ξυλλαμβάνει. Ἀπὸ
γὰρ τῶν πλείστων καὶ εἰλικρινεστάτων μερῶν τρε-
φομένη, ὀλιγαιμός τε ἐοῦσα καὶ κοίλη καὶ νευρόπα-
χυς καὶ πνευματώδης, ἐντεινομένη τε ὑπὸ τοῦ αἰδοίου τὰ καθήμενα ἐς τὴν ἄκανθαν φλέϐια βιάζε-
ται. Τὰ δὲ βιαζόμενα ὥσπερ σικύη ἐς ἑωϋτὰ πάντα
ἐκδιδοῖ ἐς τὴν ἄνω φλέϐα. Ξυλλείϐεται δὲ καὶ ἐκ
τῶν ἄλλων μελέων σώματος ἐς ταύτην· τὸ δὲ πλεῖστον, ὥσπερ εἴρηται, ἀπὸ τοῦ μυελοῦ τοῦτο ξυν-
αλίζεται.

ιή. Ἡ δὲ ἡδονὴ τουτέῳ παραγίνεται, τῆς φλε-
ϐὸς ταύτης πληρευμένης τῆς γονῆς. Εἰωθυίης οὖν
τὸν ἄλλον χρόνον ὑφαίμου τε εἶναι καὶ πνευματώ-
δεος, πληρουμένης τε καὶ θερμαινομένης, καὶ ξυρ-

ment de la suspubienne. Elle se porte à l'utérus et à l'urèthre, comme nous l'avons vu chez les *hommes* pour les *testicules*. Cette veine (ou peut-être canal déférent) abonde en rameaux, et contient beaucoup de molécules génératives. En effet elle tire sa substance d'un grand nombre de parties des plus parfaites. Elle contient peu de sang; elle est creusée à l'instar des nerfs, et nerveuse; elle abonde en esprits vitaux; située aux parties naturelles, elle attire le sang des veines qui environnent l'épine, tout comme une ventouse fait affluer le sang des veines les plus voisines vers la peau; elle reçoit donc de toutes les parties du corps, au moyen principalement de la moelle de l'épine, où tout va aboutir (par le grand sympathique).

xviii. On éprouve ainsi de la volupté, tandis que cette veine est remplie de semence; dans un autre temps elle contient peu de sang et beaucoup de souffle, et étant remplie et échauffée par le sperme qu'elle retient; l'esprit dont elle est imprégnée concourt, avec la chaleur, à exciter avec force à l'acte vénérien. La veine ou artère qui se reproduit au milieu du dos, vers la colonne vertébrale (l'aorte), après avoir donné des branches au cou et s'être distribuée à l'épine du dos, en envoie plusieurs aux côtes ; elle s'attache aussi aux vertèbres en passant par les chairs, de manière qu'elle arrive aux fosses ischiatiques, gonflée de sang et de l'aliment, elle plonge ensuite sous les muscles de la fesse, au dessous de l'articulation de l'os de la cuisse; une branche s'en détache, et va à la cavité cotyloïde ; elle pénètre dans la tête du fémur. Cette branche communique le souffle à la cuisse ; le tronc descend au delà du fémur, au pli du genou.

XIX. Une autre branche s'étend aux aines, et elle se ramifie en un grand nombre de rameaux difficiles à suivre ; la veine (ou plutôt l'artère) traverse le muscle poplité ; une branche se contourne autour du genou, puis elle donne un rameau qui pénètre dans une gouttière, creusée à la partie supérieure

ῥέοντος κάτω τοῦ σπέρματος, περισφίγγει τὰ ἐν
ἑωϋτῇ. Τὸ δὲ πνεῦμα τὸ ἐνεὸν, καὶ ἡ παροῦσα
βίη, καὶ ἡ θερμότης, καὶ τῶν φλεβίων πανταχόθεν
ἡ ξυντονίη, γαργαλισμὸν ἐμποιέει. Ἐκείνη δὲ, ἡ
ἀφ' ἑωϋτῆς διαβέβλασται, διά τε τοῦ μεταφρένου
καὶ τῆς σφαγῆς παρὰ τὴν ἄκανθαν νεμομένη, πολλοῖσι φλεβίοισι τὰς πλευρὰς διαπέπλοχε, καὶ τοὺς
σφονδύλους διὰ τῶν σαρκῶν ἐπηλλαγμένως, ξυμπε-
πύκνωκεν, ὥστε τρόφιμός τε καὶ ἔναιμος εἶναι.
Αὕτη δὲ παρὰ τὸν γλουτὸν ἵεται, διὰ τοῦ μυὸς ὑπὸ
τῷ μηρῷ ὑποβρυχίη· πρὸς δὲ τοῦ γλουτοῦ τῇ κο-
τυλίδι τοῦ μηροῦ παρὰ τὴν κεφαλὴν, ἐστετρύπηκε
φλεβὶ, ἥπερ ἀναπνοὴν τῷ μηρῷ παρέχει, ἐκ πέρα
τοῦ μηροῦ, παρὰ τὴν πρὸς τὸ γόνυ καμπήν.

ιθ'. Ἑτέρην δὲ παρὰ τὸν βουβῶνα καθῆκε πυ—
κινόρριζον καὶ δυστράπητον. Ἡ δὲ διὰ τοῦ μυὸς
τείνουσα, περί τε τὸ γόνυ ἐσπείρωται, καὶ διὰ τοῦ
ὀστέου τοῦ κνημαίου ἄκρου σεσυρίγγωκε φλέβα,
ἣ τρέφει τὸν μυελὸν, καὶ ἐξοχετεύεται διὰ τοῦ νερ-

τάτου τοῦ κνημαίου, παρὰ τὴν ἔνδεσιν τοῦ ποδός.
Αὐτὴ δὲ διὰ τῆς ἐπιγουνίδος ἐς τὸ ἐντὸς διὰ τῆς
κνήμης τοῦ μυὸς, βρυχίη τέταται, καὶ ἐμπέπλεχε
διὰ τοῦ σφυροῦ. Ἐντὸς παχέη καὶ ἔναιμος. Καὶ
ἐνταῦθα περὶ τὸ σφυρὸν καὶ τὸν τένοντα, δυσκρί-
τους φλέβας μεμύρηκεν. Αὐτὴ δὲ ὑποδεδράμηκε
κάτωθεν τοῦ ποδὸς, ὑπὸ τὸν ταρσόν. Καὶ ἐνταῦθα
διαπλέξασα καὶ ἐς τὸν μέγαν δάκτυλον ἐνερείσασα,
διπλῆν ἔναιμον φλέβα ἄνωθεν ὑπὸ τὸ δέρμα ἐκ τοῦ
ταρσοῦ ἀνακέκαμπται, καὶ πέφανται παχυνθεῖσα
παρὰ τὸ ἐκτὸς τοῦ σφυροῦ, καὶ νέμεται ἄνω παρὰ
τοῦ ἀντικνημίου τὴν ἀντιβεβλημένην κερκίδα. Παρὰ
δὲ τὴν γαστροκνημίην οἷον σφενδόνην πεποίηται.
Τὸ δ' ἐντεῦθεν τέταται παρὰ τοῦ γούνατος τὸ
ἐντός.

κ'. Ἐπιβέβληκε δὲ καὶ τῇ ἐπιγουνατίδι φλέβας,
καὶ κατὰ τὸ ἐντὸς τῆς ἐπιγουνατίδος, ἐπίκοιλον ἐμπέπλεχε φλέβα. Ἤν τις εἰ πονήσῃ, τάχιστα ξυνάγει χολώδεα ἰχῶρα. Διώρμηκε δὲ αὐτὴ κατὰ τὸ ἐν-

du tibia, où elle s'enfonce dans l'intérieur de l'os, pour nourrir la moelle; ensuite elle descend le long de la jambe jusqu'à l'articulation du pied. Une autre branche passe près de la rotule, et s'enfonce dans les muscles jumeaux; elle est forte et sanguine, il en part des rameaux sans nombre qui se distribuent autour de la malléole et du tendon d'Achille, puis elle va au dessous du pied sous le tarse; elle s'y attache et se porte au gros orteil, où elle se replie au dessous du tarse sous la peau; elle paraît ensuite augmenter sensiblement de volume à la malléole externe, et se distribue au côté opposé de la jambe. Elle fait une espèce de fronde vers les muscles du gras de la jambe, puis elle monte à la partie interne du genou.

xx. Elle distribue aussi des rameaux à la rotule, et se joint à d'autres veines. Celles-ci se remplissent facilement d'humeurs bilieuses et sanieuses, quand il y a des douleurs aiguës au genou : car cette veine s'y ramifie intérieurement, et envoie des

rameaux qui pénètrent au pli du génou;
ensuite les racines des veines montent
sous les nerfs cruraux, et se distribuent
aux testicules, à l'anus et à l'os sacrum,
en diminuant de grosseur.

La portion de la veine poplitée qui monte
le long de la partie interne du genou et de
la cuisse, vient aux aines; elle passe de là
à l'ischion, monte vers l'épine et sur
les bords externes des muscles psoas; devenue beaucoup plus ample et fort sanguine, elle monte vers le foie. Là elle
donne deux branches : l'une va au lobe
droit, et l'autre descend vers le rein; mais
ensuite sous le foie, une veine épaisse formée de beaucoup de rameaux se ramifie
dans l'épaisseur du foie (*la veine porte*);
une autre veine se porte à sa superficie
(*l'hépatique*) : mais c'est dans ce viscère,
que s'épanouissent un grand nombre de
radicules, formant comme autant de petits
grains et d'espèces de plis, destinés à la
sécrétion de la bile. Cette sécrétion se fait
intérieurement dans le foie par la veine
porte; et la bile coule de ce viscère.

τὸς καὶ κοῖλον τοῦ γούνατος. Ἀποκεκάρπωκε δὲ καὶ
ἐς τὰς ἰγνύας πολυπλόκους φλέβας. Αἱ ἐντεῦθεν
παρατείνουσαι κατὰ τὰ ὑποκάτω νεῦρα τοῦ μηροῦ,
κατερρίζωνται ἐς τοὺς ὄρχιας, καὶ ἐς τὸν ἄρχον,
καὶ περὶ τὸ ἱερὸν ὀστέον λελεπτυσμέναι [τε καὶ]
ἠνωμέναι περιτέτανται. Ἡ δὲ ἀφιγμένη παρὰ τοῦ
γούνατος τὸ ἐντὸς κοῖλον, ἄνω παρὰ τοῦ μηροῦ τὸ
ἐντὸς, ἀνῆκται ἐς τὸν βουβῶνα, καὶ διὰ τοῦ ἰσχίου
πέρην πρὸς τὴν ἄκανθαν, καὶ τὴν ψόαν ἐκτὸς ἐλθοῦσα. Παχεῖά τε καὶ πλατεῖα καὶ ἔναιμος ἄνω
ὥρεκται πρὸς τὸ ἧπαρ, καὶ διακρέην ἐκφύσασα
ἔναιμον, κατέχει ἐς τὸν νεφρὸν, τὸν δεξιὸν λοβὸν
τὸν ἡπατιαῖον. Αὕτη δὲ ὑποκάτω τὰ τοῦ ἥπατος
ὑπονημησαμένη, ἀπέσχισται ἐς φλέβα παχείην.
Ἡ δὲ ἀποκαμφθεῖσα ἐσπέφυκεν ἐς τὸ παχὺ τοῦ
ἥπατος· καὶ τὸ μὲν αὐτῆς ἐπιπολάζον ἐπὶ τοῦ
σπλάγχνου πέφυκεν, ἐν ᾧπερ ἡ χολὴ, ἐστί τε πο-
λύρριζος διὰ τοῦ ἥπατος πεπλεκτανωμένη· τὸ δὲ
διὰ τῶν ἐντὸς αὐτοῦ ὀχέτευται.

κά. Δύο δὲ ἐκπεπλώκασι φλέβες, μεταξὺ δύο λοβῶν τῶν πλατέων. Καὶ μία μὲν, διὰ τῶν κορυφῶν καὶ τοῦ δέρματος διασχοῦσα ἐκ τοῦ ὀμφαλοῦ ἀνῆκται. Ἡ δὲ ἑτέρη, πιέσασα ἐς τὴν ἄκανθαν καὶ ἐς τὸν νεφρὸν ἀγκυροβολεῖται [καὶ] ἐς τὴν κύστιν τε καὶ τὸ αἰδοῖον. Ἐκ δὲ τοῦ ἰσχίου ἀρχομένη ἀνιέναι ἐπὶ τὸ ἦτρον πολλὰς ἀπεπλάνησε φλέβας, καὶ τάς τε πλευρὰς καὶ τοὺς σφονδύλους, ἐνεκρίκωσε πρὸς τὴν ἄκανθαν, καὶ τάς τε παραφυάδας ἐνεφλεβοτόμησε, καὶ τὰ ἔντερα καὶ τὴν νηδὺν ἐνειλίξατο. Καὶ αἱ μὲν ἀπὸ τοῦ ἤτρου ἔς τε τοὺς μαζούς, καὶ ὑπὲρ ἀνθερεῶνα, καὶ τὰς ἀκρωμίας ἐπορεξάμεναι κατεπλάκησαν. Ἡ δ᾽ ἀφιγμένη παρὰ τὸ παχὺ τοῦ ἥπατος, καὶ ἀποσυριγγώσασα τὴν χολὴν ἄνω, ὑπὸ τὴν ἄκανθαν νέμεται, διὰ τῶν φρενῶν ὁδὸν ποιησαμένη.

κϐ. Ἡ δὲ ἐκ τῶν ἀριστερῶν φλέψ, τὰ μὲν ἄλλα τὴν αὐτὴν φύσιν ἐῤῥίζωται τῇ ἐν τοῖσι δεξιοῖσιν·

XXI. Deux autres veines passent entre les deux lobes du foie ; l'une monte vers l'ombilic, et donne des rameaux qui vont à la peau ; l'autre forme comme une espèce d'ancre, en se resserrant vers l'épine et vers le rein, pour donner ensuite des rameaux à la vessie et aux parties génitales ; le tronc commun, en montant des os ischion ou du bassin au pubis, réunit un grand nombre de veines répandues dans le bas-ventre, et les intestins, qui en sont enveloppés comme dans un réseau. Il en réunit des côtes et des vertèbres et plusieurs branches qui, du pubis, montent aux mamelles ; enfin en haut, d'autres branches distribuent des rameaux au menton et aux épaules. Quant à la veine située près de l'épaisseur du foie, où il y a un long tuyau pour la bile, le tronc se porte vers l'épine du dos, après avoir traversé le diaphragme.

XXII. La veine qui vient du côté gauche donne des branches pareilles à celles du côté droit ; excepté qu'elle ne va pas au foie, mais à la rate, où elle pénètre dans son épaisseur par son sommet ; y étant arrivée, elle y forme un tissu de veines sanguines et déliées comme des toiles d'araignée : des veines viennent de l'épiploon, qui tiennent toute la rate élevée et la remplissent de sang. Celles qui partent du sommet de la rate s'approchent de l'épine, et ensuite le tronc passe par le diaphragme ; puis au dessus de ce muscle, tant du côté droit que du côté gauche, les veines vont au poumon ; elles abondent en sang, et le dérivent vers ce viscère. Mais au fur et à mesure qu'elles le pénètrent, elles diminuent de volume et sont moins gonflées, parce que le poumon est d'un tissu naturellement rare ; que d'autre part les veines sont épuisées par le cœur et désemplies par les oreillettes, en s'y insérant d'abord les premières, en même temps que le sang coule dans les ventricules. Ainsi le cœur est situé comme dans un défilé étroit, d'où il communique avec toutes les fibres

ἐκ [δὲ] τῶν ἀριστερῶν ἐς τὸ ἧπαρ ἀνιοῦσα οὐκ
ἐκβάλλει, ἀλλ᾽ ἐς τὸν σπλῆνα ἐμπέφυκε κατὰ τὴν
κεφαλὴν τὴν ἐν τῷ πάχει αὐτέου. Ἐντεῦθεν δὲ κα-
τεδύσατο ἐς τὸ ἐντὸς, καὶ ἀραχνίωκε τοῦ σπληνὸς
ἐναίμοισι φλεβίοισιν. Ὁ δὲ ὅλος ἐκ τοῦ ἐπιπλόου
αἰωρεῖται τοῖσιν ἐξ ἑωύτέου φλεβίοισιν ἐναιματώ-
σας αὐτό. Αἱ δὲ ἀπὸ τῆς κεφαλῆς τοῦ σπληνὸς
πρὸς τὴν ἄκανθαν ἐγχρίπτουσαι, διὰ τῶν φρενῶν
διωρμήκασιν. Ἐντεῦθεν δὲ κάτω, καὶ ἡ δεξιὴ, καὶ
ἡ ἀριστερὴ, ὑπὸ τὸν πνεύμονα ἐλήλαται. Αἱ δὲ
ἐναίμονες ἐοῦσαι ὑπ᾽ αὐτὸν, καὶ ἐξοχετεύονται ἐς
αὐτόν. Ὀλίγαιμοι δὲ καὶ λεπταὶ, αἱ ἀπὸ πνεύμονος
ἔσωθεν γενόμεναι τῇ φύσει ἀραιοῦ ἐόντος ἐς τὴν
καρδίην, ἅτε ὑπ᾽ αὐτοῦ ἐξαθελγόμεναι, ἐγκεχα-
λέωνται περὶ τὰ ὦτα αὐτέης, καὶ ἐς τὰ κοῖλα τὰ
ἐντὸς διερρυήκασιν. Ἐμβάλλουσι δὲ καὶ αἱ πρότε-
ραι καὶ αὗται ἐς αὐτήν. Ἐν γὰρ στενοχωρίῃ τῆς
διόδου ἐνίδρυται, ὡς ἐκ παντὸς τοῦ σώματος τὰς
ἰνίας ἔχουσα. Διὸ καὶ παντὸς τοῦ σώματος περὶ
τὸν θώρηκα μάλιστά ἐστιν ἡ αἴσθησις.

12*

Καὶ τῶν χρωμάτων αἱ μεταβολαὶ γίνονται, ταύτης ἀποσφιγγούσης τὰς φλέβας καὶ διαχαλώσης. Χαλώσης μὲν οὖν ἐρυθρὰ τὰ χρώματα γίνονται, καὶ εὔχροα καὶ διαφανέα· συναγούσης δὲ, χλωρὰ καὶ πελιδνά. Τὰ τοιαῦτα δὲ παραλλάσσει, ἐκ τῶν παρεόντων ἑκάστῳ χρωμάτων.

du corps *. Aussi la sensibilité est-elle plus grande à la poitrine que partout ailleurs. Enfin les changemens de couleur dépendent entièrement de la contraction et de la dilatation des parois du cœur. Quand il se dilate, la peau a de l'éclat, et devient comme transparente ; mais quand il se serre, elle se décolore et paraît livide ; au reste, les changemens de couleur diffèrent suivant les parties du corps.

---

* Ces descriptions annoncent évidemment la connaissance exacte du mécanisme de la circulation du sang. La découverte de Clopton Harvey, en 1608, n'en est plus que le roman. Le Traité des Veines rectifie ici la théorie du Traité du Cœur.

ANALYSE.

L'ALIMENT, suivant Hippocrate, n'est pas seulement ce que l'on mange et ce que l'on boit, mais ce que l'on digère. Et il y en a de plusieurs sortes, selon les organes : l'estomac reçoit les substances solides et liquides ; le poumon reçoit l'air ; les muscles sont particulièrement nourris par le sang et par les nerfs ; les esprits vitaux se sécrètent dans le cerveau ; si on lie le nerf récurrent au cou, la voix se perd aussitôt. C'est ainsi que l'on prend ce parti, pour ne pas entendre les cris des animaux soumis à nos expériences. Si l'on comprime le nerf diaphragmatique, nécessairement lié à l'acte de la respiration, on en suspend la durée, en tout ou en partie, suivant qu'on lie le nerf de l'un ou de l'autre côté ; enfin la ligature des nerfs cervicaux, ou leur compression, entraîne la paralysie des extrémités supérieures. Il en est de même des nerfs lombaires ou sacrés, pour les extrémités inférieures. Ce que nous faisons remarquer par nos expériences, la nature le fait elle-même par les maladies : ainsi la compression des nerfs du cerveau ou de la moelle épinière produit la paralysie des parties situées au dessous de la compression ; il y a de même cessation des mouvemens organiques et des fonctions des principaux viscères, d'où résultent la paralysie subite, la gangrène et la mort.

Mais quand une paralysie a duré quelque temps, outre le froid et l'insensibilité de la partie, il y a aussi l'*atrophie* ; or les veines et les artères ne changent pas de direction, mais les

esprits vitaux n'y circulent plus librement, et c'est ainsi que les alimens et
les boissons que l'on prend, quoiqu'ils
parviennent librement à l'estomac et au
ventre, ne sont plus élaborés; quoiqu'ils soient absorbés et envoyés par
les vaisseaux lactés au canal thoraci-
que, qui verse le chyle dans la veine
sous-clavière gauche. Il n'en est pas
moins exact de dire que le chyle par-
venu lui-même dans le torrent de la
circulation et destiné à réparer les
pertes journalières, n'est plus assimilé
comme il convient dans les parties pa-
ralysées; enfin, la chaleur s'y éteint
tout-à-fait, et elles sont souvent frap-
pées de gangrène ou de mort. Ceci prouve, comme je l'ai dit, que la chaleur du
sang ne lui provient pas toute du poumon, ni de sa combinaison intime avec
l'oxygène. Mais l'aliment primordial
du fœtus, par exemple, le sang qu'il

tire de sa mère, lui parvient par les racines du placenta ; il traverse l'ombilic, fait le tour de la circulation, et se rend au cœur, où il revient par une double force, qui le fait passer à la fois des deux ventricules dans l'artère aorte, au moyen du canal artériel, qui lui sert de communication avec le poumon ; d'ailleurs le trou de la cloison de l'auriculaire lui permet ce passage immédiat, comme nous l'avons dit.

Mais le lait est le premier aliment de l'enfant, qu'il tire de sa mère ou d'une nourrice ; il faut donc veiller avec la plus grande attention à ce que ce lait soit sain ; car les maladies se transmettent par le père ou la mère, de même que par les nourrices ; et ces dernières les gagnent aussi des enfans, toujours par l'aliment et sa transmission directe par la succion du mamelon. C'est enfin par des expé-

riences sur les animaux vivans que
l'on a nourris avec des alimens mêlés
au suc de la garance, que l'on a vu les
os teints en rouge, par les artères qui
se distribuent aux os, dont Hippocrate
a fait remarquer le premier la présence.
Or l'aliment pénètre jusque dans les
canaux de la moelle des os longs et
des os plats, et dans l'épaisseur des
os du crâne; c'est à travers la peau que
les bulbes des cheveux se nourrissent;
c'est par les glandes conglobées que les
sucs lymphatiques se perfectionnent,
que la peau se couvre d'une espèce de
vernis luisant; que la barbe, les poils et
les cheveux croissent et se multiplient ;
c'est par les glandes muqueuses répandues sur les membranes des intestins,
que les sécrétions alimentaires ont lieu
simultanément avec l'assimilation de
l'aliment ; c'est par les reins que les
boissons provenant de l'aliment se con-

vertissent en urines; enfin, le pancréas
et le foie sont des organes glanduleux
qui sécrètent la bile, qui est un suc
amer et âcre, déposé dans la vésicule
du fiel, pour aider à la chylification
dans le trajet des petits intestins, tandis que la défécation s'opère dans le
cæcum et le rectum. D'autre part, le
produit de la conception reçu dans l'u-
térus y reçoit la vie par la circulation
et l'imprégnation de la liqueur proli-
fique de l'homme; et c'est par la sécrétion de ce fluide dans des organes glanduleux nommés ovaires, que la conception s'opère. Des petits corps, cachés
dans les ovaires, sont ainsi fécondés
chez la femme : ils parviennent dans
l'utérus par les trompes, espèces de
canaux obliques demi-circulaires, qui
s'ouvrent dans le corps de l'utérus,
comme les uretères dans les corps de la
vessie; il en est de même de l'inser-

tion du canal cholédoque, formé des canaux cystique et hépatique, dont la réunion donne naissance à un seul conduit qui pénètre à travers les tuniques du premier intestin; enfin c'est le même mécanisme pour le canal pancréatique, s'ouvrant aussi dans le duodénum. Ainsi tel est le tableau fidèle des différentes voies par lesquelles pénètre l'aliment dans toutes les parties du corps, où il subit des modifications de sa substance alibile, soit pour régénérer, soit pour conserver l'homme jusqu'à sa mort.

Des détails plus longs sur la nature et les diverses espèces d'alimens liquides et solides, ne peuvent être que l'objet d'un traité d'hygiène, dont nous n'avons pas à nous occuper ici.

On connaît tous les systèmes sur la digestion, la trituration, la fermentation, la dissolution par un suc acide ou alcalin, que l'on nomme gastrique, parce qu'il se sécrète dans l'estomac. Des physiologistes ont voulu nier sa présence ; mais des observations intéressantes sur la perforation des tuniques de l'estomac ont prouvé que des chairs crues sont dissoutes dans l'estomac, comme si elles eussent été coupées transversalement. Or la chaleur et la présence du suc gastrique dans l'estomac suffisent pour opérer naturellement la coction des alimens. Il n'y a d'exception que pour les substances indigestes et les poisons. Encore les diverses préparations et l'habitude suffisent-elles pour changer les mauvais effets de l'aliment ; toutefois les substances réfractaires, salines, minérales, les os, les enveloppes des semences, les fruits crus ou acerbes et non mûrs, les légumes gâtés ou fermentés, les chairs putrides ou durcies à la fumée et au feu, et généralement tout ce qui est

excessivement âcre, amer ou salé, sont
de très-mauvais alimens, soit liquides,
soit solides. Le scorbut, les fièvres putrides, la gale, les dartres, la cachexie,
l'hydropysie, le choléra-morbus, la
gastrite et l'entérite sont souvent produits par un mauvais régime et par de
mauvais alimens.

ΙΠΠΟΚΡΑΤΟΥΣ

ΠΕΡΙ ΤΡΟΦΗΣ.

*

HIPPOCRATE.

DE L'ALIMENT.

ΙΠΠΟΚΡΑΤΟΥΣ

ΠΕΡΙ ΤΡΟΦΗΣ.

ά. Τροφὴ, καὶ τροφῆς εἶδος, μία καὶ πολλαί. Μία μὲν ἢ γένος ἓν· εἶδος δὲ, ὑγρότητι καὶ ξηρότητι. Καὶ ἐν τουτέοισιν ἰδέαι, καὶ πόσον ἐστὶ, καὶ ἐς τίνα, καὶ ἐς τοσαῦτα. Αὔξει δὲ, καὶ ῥώννυσι, καὶ σαρκοῖ, καὶ ὁμοιοῖ, καὶ ἀνομοιοῖ τὰ ἐν ἑκάστοισι κατὰ φύσιν τὴν ἑκάστου καὶ τὴν ἐξ ἀρχῆς δύναμιν, ὁμοιοῖ δὲ ἐς δύναμιν, ὁκόταν κρατέει μὲν ἡ ἐπιοῦσα, ἐπικρατέει δὲ ἡ προϋπάρχουσα. Γίγνεται δὲ καὶ ἐξίτηλος, ὁτὲ μὲν ἡ προτέρη ἐν χρόνῳ ἀπολυθεῖσα ἢ ἐπιπροστεθεῖθα, ὁτὲ δὲ ἡ ὑστέρας ἐν

HIPPOCRATE.

DE L'ALIMENT.

1. **L'ALIMENT** est de plusieurs genres et pourtant d'une seule espèce : il est sec ou humide ; ensuite il diffère suivant les qualités et la préparation. L'aliment en général fortifie, augmente et répare la substance charnue, en assimilant à sa nature des choses diverses, suivant les facultés de chaque organe. L'assimilation est à proportion de ce qu'on digère ; elle répare les forces. Ce qui est faible s'assimile d'abord

bien et nourrit, mais plus tard se détériore; de sorte que ce que l'on prend intérieurement est consommé avec le temps et distribué à tous les membres : chacun, l'adoptant suivant sa forme primordiale, l'assimile entièrement à sa nature ou le détruit.

11. La faculté assimilatrice pour l'aliment pénètre même les os, et les divers tissus, tels que nerf, veine, artère, muscle, membrane, chair, graisse, sang, pituite, moelle des os, moelle du cerveau et de l'épine, intestin, viscère et leurs annexes ; en y entretenant la chaleur, la vaporisation ou perspiration insensible et l'humidité.

L'aliment est non-seulement ce qui nourrit présentement, mais ce qui doit avoir le même résultat plus tard. C'est le commencement et la fin, en bien comme en mal, par l'égale ou l'inégale distribution des molécules alibiles. Ainsi le défaut d'équilibre vient ici de la mauvaise assimilation ou distribution de l'aliment.

χρόνῳ ἀπολυθεῖσα, ἢ ἐπιπροστεθεῖσα. Ἀμαυροῖ δὲ
ἑκατέρας ἐν χρόνῳ καὶ μετὰ χρόνον ἡ ἔξωθεν συν-
εχὴς ἐπεισκριθεῖσα, καὶ ἐπὶ πολλὸν χρόνον στε-
ρεμνίως πᾶσι τοῖσι μέλεσι διαπλακεῖσα· καὶ τὴν
μὲν ἰδίην ἐξεβλάστησε, τὴν δὲ προτέρην, ἔστιν
ὅτε καὶ τὰς προτέρας, ἐξημαύρωσε.

β΄. Δύναμις δὲ τροφῆς, ἀφικνέεται καὶ ἐς ὀστέον
καὶ πάντα τὰ μέρεα αὐτοῦ, καὶ ἐς νεῦρον, καὶ ἐς
φλέβα, καὶ ἐς ἀρτηρίην, καὶ ἐς μῦν, καὶ ἐς ὑμένα,
καὶ σάρκα, καὶ πιμελὴν, καὶ αἷμα, καὶ φλέγμα,
καὶ μυελὸν, καὶ ἐγκέφαλον, καὶ νωτιαῖον, καὶ τὰ
ἐντοσθίδια, καὶ πάντα τὰ μέρεα αὐτῶν· καὶ δὴ
καὶ ἐς θερμασίην, καὶ πνεῦμα, καὶ ὑγρασίην.
Τροφῆς δὲ τὸ τρέφον τοῦτο τροφή, καὶ οἷον τροφή,
καὶ τὸ μέλλον τροφή. Ἀρχὴ δὲ πάντων μία· καὶ
τελευτὴ πάντων μία. Καὶ ἡ αὐτὴ τελευτὴ καὶ ἀρχή.
Καὶ ὅσα κατὰ μέρος ἐν τροφῇ καλῶς καὶ κακῶς διοι-
κέεται· κακῶς δὲ, ὅσα τούτοισι τὴν ἐναντίαν ἔχει
τάξιν. Καλῶς μὲν, ὅσα προείρηται.

γ'. Χυλοὶ ποικίλοι, καὶ χρώμασι καὶ δυνάμεσι, καὶ ἐς βλάβην, καὶ ἐς ὠφελείην, καὶ οὔτε βλάπτειν οὔτε ὠφελέειν, καὶ πλήθει καὶ ὑπερβολῇ, καὶ ἐλλείψει, καὶ διαπλοκῇ· ὧν μὲν, ὧν δ' οὔ, καὶ πάντων. Ἐς θερμασίην βλάπτει καὶ ὠφελέει. Ἐς ψύξιν βλάπτει καὶ ὠφελέει. Ἐς δύναμιν βλάπτει καὶ ὠφελέει. Δυνάμιος δὲ, ποικίλαι φύσιες. Χυλοὶ φθείροντες καὶ ὅλον καὶ μέρος, καὶ ἔξωθεν καὶ ἔνδοθεν, αὐτόματοι καὶ οὐκ αὐτόματοι· ἡμῖν μὲν αὐτόματοι, αἰτίῃ δ' οὐκ αὐτόματοι. Αἰτίη δ' αὖ τὰ μὲν δῆλα, τὰ δ' ἄδηλα· καὶ τὰ μὲν δυνατὰ, τὰ δ' ἀδύνατα.

δ'. Φύσις ἐξαρκέει πάντα πᾶσιν. Ἐς δὲ ταύτην ἔξωθεν μὲν κατάπλασμα, κατάχρισμα, ἄλειμμα, γυμνότης καὶ σκέπη, ὅλου καὶ μέρεος, θέρμη καὶ ψύξις κατὰ τὸν αὐτὸν λόγον, καὶ στύψις, καὶ ἕλκωσις, καὶ δηγμὸς, καὶ λίπασμα· ἔνδοθεν δὲ τινά τε τῶν εἰρημένων, καὶ ἐπὶ τούτοισιν αἰτίη ἄδηλος, καὶ μέρει καὶ ὅλῳ, τινί τε καὶ οὐ τινί. Ἀποκρίσιες κατὰ φύσιν, κοιλίης, οὔρων, ἱδρῶτος, πτυάλου, μύξης, ὑστέρης, καθ' αἱμορροΐδα. Θύμον, λέπρην,

III. Les fluides diffèrent pour la couleur et à raison des forces; il sont bons ou mauvais suivant leurs qualités, leur quantité ou superfluité, leur défaut d'assimilation ou l'excès contraire, favorisant la chaleur ou le froid. Ils ont ainsi chacun des facultés et une nature différente. Il y a des sucs qui se corrompent en tout ou en partie, intérieurement et extérieurement, spontanément ou lentement, et dont les causes sont visibles, possibles ou impossibles à connaître.

IV. La nature suffit à tout : à l'extérieur les cataplasmes, les linimens, les onguens; les frictions devant le feu ou à l'ombre, générales ou partielles; le chaud, le froid, l'astriction, l'ulcération, la piqûre, la corrosion, ont des effets spontanés, visibles, et quelquefois les causes en sont cachées; d'autres agens excitent naturellement les selles, les urines, les sueurs, le flux de salive et des mucosités nasales; les règles, les hémorroïdes; en outre, les tubercules, les car-

cinomes, le cancer, sont des effets contre
nature. Enfin il y a les voies naturelles,
telles que la bouche, le poumon, l'abdomen, le colon et le rectum. Cependant il
existe de très-grandes différences entre
ces diverses voies des humeurs ou des
excrétions; selon leur nature particulière
ou générale, une seule suffit, et quelquefois il en faut plusieurs.

v. La médecine agit tantôt par le haut,
tantôt par le bas, et quelquefois ne s'arrête pas à ces voies. La meilleure médi-
cation est dans l'aliment et quelquefois
c'est un mauvais moyen; enfin cette voie
est la plus innocente ou la plus nuisible.
Les ulcères, les croûtes ou efflorescences,
le sang, le pus, la sanie, les boutons, les
ulcérations, la gourme de la tête, les
dartres, la teigne, le lichen, l'alphe, les
éphélides ont tantôt de bons, tantôt de
mauvais effets, et quelquefois ils sont nuls.

Il y a aliment et défaut d'aliment. Si ce
que l'on mange ne nourrit pas, ce n'est
plus un aliment; l'effet qu'il produit est

φῦμα, καρκίνωμα· ἐκ ῥινῶν, ἐκ πνεύμονος, ἐκ κοιλίης, ἐξ ἕδρης, ἐκ καυλοῦ· κατὰ φύσιν καὶ παρὰ
φύσιν, αἱ διακρίσιες τούτων, ἄλλοισι πρὸς ἄλλον
λόγον, ἄλλοτε καὶ ἀλλοίως. Μία φύσις ἐστὶ ταῦτα
πάντα, καὶ οὐ πολλαί· πολλαὶ φύσιές εἰσι ταῦτα
πάντα, καὶ οὐ μία.

έ. Φαρμακείη ἄνω καὶ κάτω, καὶ οὔτε ἄνω,
οὔτε κάτω. Ἐν τροφῇ φαρμακείη, ἄριστον· ἐν
τροφῇ φαρμακείη, φλαῦρον. Φλαῦρον καὶ ἄριστον
πρός τι. Ἕλκος, ἐσχάρη, αἷμα, πύον, ἰχὼρ,
λέπρη, πίτυρον, ἀχὼρ, λειχὴν, ἀλφὸς, ἔφηλις,
ὁτὲ μὲν, βλάπτει, ὁτὲ δὲ οὔτε βλάπτει, οὔτε
ὠφελέει.

Τροφὴ, οὐ τροφή. Ἢν μὴ οἷόν τε ᾖ τρέφεσθαι,
οὔνομα τροφὴ, ἔργον δὲ οὐχί. [Ἢν μὲν οἷόν τε
τρέφεσθαι,] ἔργον τροφὴ, οὔνομα δὲ οὐχί. Ἐς

τρίχας τροφὴ, καὶ ἐς ὄνυχας, καὶ ἐς τὴν ἐσχά-
την ἐπιφανείην ἔνδοθεν ἀφικνέεται· ἔξωθεν τροφὴ
ἐκ τῆς ἐσχάτης ἐπιφανείης, ἐνδοτάτω ἀφικνέεται.
Ξύρροια μία, ξύμπνοια μία, ξυμπαθέα πάντα.
Κατὰ μὲν οὐλομελίην πάντα, κατὰ μέρος δὲ, τὰ ἐν
ἑκάστῳ μέρει μέρεα πρὸς τὸ ἔργον. Ἀρχὴ μεγάλη,
ἐς ἔσχατον μέρος ἀφικνέεται· ἐξ ἐσχάτου μέρεος ἐς
ἀρχὴν μεγάλην ἀφικνέεται. Μία φύσις, εἶναι καὶ
μὴ εἶναι.

ς´. Νούσων διαφοραὶ, ἐν τροφῇ, ἐν πνεύματι,
ἐν θερμασίῃ, ἐν αἵματι, ἐν φλέγματι, ἐν χολῇ,
ἐν χυμοῖσιν, ἐν σαρκὶ, ἐν πιμελῇ, ἐν φλεβὶ, ἐν
ἀρτηρίῃ, ἐν νεύρῳ, μυΐ, ὑμένι, ὀστέῳ, ἐγκεφάλῳ,
νωτιαίῳ μυελῷ, στόματι, γλώσσῃ, στομάχῳ,
κοιλίῃ, ἐντέροισι, φρεσὶ, περιτοναίῳ, ἥπατι,
σπληνὶ, νεφροῖσι, κύστεῖ, μήτρῃ, δέρματι. Ταῦτα
πάντα καὶ καθ᾽ ἓν καὶ κατὰ μέρος. Μέγεθος αὐτῶν

la chose même ; peu importe le nom. Il nourrit les poils , les ongles, et il pénètre jusque dans les plus petites veines intérieures ; il se communique de la surface du corps à l'intérieur. Il y a même union, même concours, même sympathie pour tout et pour chaque partie , selon ses besoins.

Le principe ou élément se communique à la plus petite comme à la plus grande ; ainsi la nature est la même pour tous les organes , et quelquefois point du tout.

VI. Les différences des maladies sont à raison de l'aliment, de la respiration, de la chaleur, du sang , de la pituite , de la bile , des humeurs, des chairs, de la graisse, des veines, des artères, des nerfs, des muscles , des membranes, des os , du cerveau , de la moelle épinière ; elles concernent aussi la bouche, la langue, l'estomac , le ventre , les intestins, le diaphragme , le péritoine , le foie , la rate , les reins , la vessie , l'utérus et la peau. Ces différences sont générales ou particulières, considérables ou légères. Ainsi au nombre des signes d'irritation et de mauvaise assimilation, sont la titillation, le prurit, la douleur, la rupture ou déchirement, l'éruption ou exanthème; on distingue ensuite ces effets plus ou moins nuisibles par l'état de l'entendement, la sueur, le dépôt de l'urine, la tranquillité de l'âme, l'imagination, l'agitation, la vue, les idées fictives, l'ictère, le hoquet, l'épilepsie ou convulsion, le sang bien constitué, le sommeil. Dans ce nombre, il y a quelquefois des effets salutaires et d'autres fois nuisibles : et les signes en bien ou en mal sont plus ou moins remarquables; il y a le doux par sa nature, comme l'eau, et ce qui l'est relativement au goût, comme le miel. Les signes de l'un et de l'autre se tirent des ulcères et du goût ou des yeux, plus ou moins: ainsi ce qui plaît à la vue est dans les couleurs et leurs nuances variées plus ou moins.

VII. La porosité ou perspirabilité des chairs, qui dissipe l'excès des humeurs, est plus saine pour le corps que leur densité

μέγα καὶ οὐ μέγα. Τεκμήρια· γαργαλισμός, ὀδύνη, ῥῆξις, γνώμη, ἱδρὼς, οὔρων ὑπόστασις, ἡσυχίη, ῥιπτασμός, ὄψιες, φαντασίαι, ἴκτερος, λυγμός, ἐπιληψίη, αἷμα ὁλοσχερὲς, ὕπνος. Καὶ ἐκ τούτων καὶ ἐκ τῶν ἄλλων τῶν κατὰ φύσιν· καὶ ὅσα ἄλλα τοιουτότροπα ἐς βλάβην καὶ ἐς ὠφελίην ὁρμᾷ. Πόνοι ὅλου, καὶ μέρεος. Καὶ μεγέθους σημῆϊα, τοῦ μὲν, ἐς τὸ μᾶλλον, τοῦ δὲ ἐς τὸ ἧσσον. Καὶ ἀπ' ἀμφοτέρων ἐς τὸ μᾶλλον, καὶ ἀπ' ἀμφοτέρων ἐς τὸ ἧσσον. Γλυκὺ, οὐ γλυκύ. Γλυκὺ ἐς δύναμιν, οἷον ὕδωρ. Γλυκὺ ἐς γεῦσιν, οἷον μέλι. Σημῆϊα ἑκατέρων, ἕλκεα, ὀφθαλμοὶ, καὶ γεύσιες. Καὶ ἐν τούτοισι τὸ μᾶλλον, καὶ τὸ ἧσσον. Γλυκὺ ἐς τὴν ὄψιν, καὶ ἐν χρώμασι, καὶ ἐν ἄλλῃσι μίξεσι. Γλυκὺ μᾶλλον καὶ ἧσσον.

ζ'. Ἀραιότης σώματος ἐς διαπνοὴν οἷσι πλέον ἀφαιρέεται, ὑγιεινότερον. Πυκνότης σώματος ἐς

διαπνοήν· οἷσιν ἔλαττον ἀφαιρέεται, νοσερόν. Οἱ
διαπνεόμενοι καλῶς, ἀσθενέστεροι, καὶ ὑγιεινότε-
ροι, καὶ εὐανάσφαλτοι. Οἱ διαπνεόμενοι κακῶς,
πρὶν ἢ νοσέειν, ἰσχυρότεροι· νοσήσαντες δὲ, δυσ-
ανάσφαλτοι. Ταῦτα δὲ, καὶ ὅλῳ καὶ μέρεϊ.

ή. Πνεύμων ἐναντίην σώματι τροφὴν ἕλκει·
τὰ δ' ἄλλα πάντα τὴν αὐτήν. Ἀρχὴ τροφῆς πνεύματος, ῥῖνες, στόμα, βρόγχος, πνεύμων, καὶ ἡ
ἄλλη διαπνοή. Ἀρχὴ τροφῆς καὶ ὑγρῆς καὶ ξηρῆς,
στόμα, στόμαχος, κοιλίη. Ἡ δὲ ἀρχαιοτέρη τροφή,
διὰ τοῦ ἐπιγαστρίου, ὀμφαλός. Ῥίζωσις φλεβῶν,
ἧπαρ· ῥίζωσις ἀρτηριῶν, καρδίη. Ἐκ τούτων ἀπο-
πλανᾶται ἐς πάντα αἷμα καὶ πνεῦμα, καὶ θερμα-
σίη διὰ τούτων φοιτᾷ. Δύναμις μίη καὶ οὐ μίη. Ἡ
πάντα ταῦτα καὶ τὰ ἑτεροῖα διοικέεται· ἡ μὲν, ἐς
ζωὴν ὅλου καὶ μέρεος, ἡ δὲ ἐς αἴσθησιν ὅλου καὶ
μέρεος. Γάλα τροφὴ, οἷσι τροφὴ κατὰ φύσιν, ἄλ-

ou imperméabilité, qui par un effet contraire concourt aux maladies. En effet, la
transpiration facile affaiblit à la vérité,
mais le plus souvent elle guérit, tandis
que le défaut de transpiration paraît d'a-
bord fortifier, mais ensuite s'oppose à
un prompt rétablissement. Ceci a lieu particulièrement et généralement.

VIII. Le poumon altère et dissipe l'aliment superflu, comme tout le reste en
fait autant. Le principe de l'aliment, qui
est ici l'air, est attiré par le nez, la bouche, la gorge et le poumon. Il y a une autre voie de transpiration ; mais le principe
de l'aliment humide et sec a lieu seulement par une seule voie, savoir la bouche, la gorge et le ventre. Mais l'ombilic, en communiquant avec l'épigastre,
a servi d'abord à transmettre l'aliment
primordial. Le foie est la racine des veines, comme le cœur est la racine des artères ; le sang et le souffle circulent ainsi
au moyen de la chaleur vitale. Il y a une
faculté unique qui gouverne le tout, et il y

en a plusieurs ; une existe pour le mouvement et la vie de chaque organe , et une
autre pour le sentiment. Le lait est un aliment naturel et d'autres fois non naturel ;
le vin est tantôt un aliment et tantôt il ne
l'est pas ; de même que les chairs et les
autres espèces d'aliment , qui diffèrent à
raison du pays et de l'habitude , et qui
suffisent à l'accroissement , à la consistance
des forces , ou à leur décroissement ,
comme chez les vieillards.

IX. La diathèse athlétique n'est point
naturelle ; l'état de santé ordinaire est
meilleur en général. Le plus essentiel est
l'art de proportionner l'aliment aux forces.
Le lait et le sang sont produits par la ré-
plétion ; les périodes ou circuits du sang
font parvenir l'aliment au fœtus. Il y a ensuite reflux vers les parties supérieures pour
la formation du lait , assimilé ensuite par
l'enfant. Toutes les parties animales sont
vivifiables et non vivifiables. La nature sait
se suffire à elle-même ; le sang étranger
ainsi que le sang individuel , et l'un et

λοισι δὲ οὐχί. Ἄλλοισι δὲ, οἷσιν οἶνος τροφὴ, καὶ οἷσιν οὐχὶ τροφή. Καὶ σάρκες, καὶ ἄλλαι ἰδέαι τροφῆς πολλαί. Καὶ κατὰ χώρην καὶ ἐθισμόν. Τρέφεται, τὰ μὲν ἐς αὔξησιν, καὶ ἐς τὸ εἶναι· τὰ δὲ, ἐς τὸ εἶναι μόνον, οἷον γέροντες· τὰ δὲ πρὸς τούτων, καὶ ἐς ῥώμην.

θ'. Διάθεσις ἀθλητικὴ οὐ φύσει· ἕξις ὑγιεινὴ κρείσσων ἐπὶ πᾶσι. Μέγα, τὸ ποσὸν εὐστόχως ἐς δύναμιν ξυναρμοσθέν. Γάλα καὶ αἷμα τροφῆς πλεονασμός. Περίοδοι ἐς πολλὰ σύμφωνοι, ἐς ἔμβρυον καὶ ἐς τὴν τούτου τροφήν· αὖθις δὲ ἄνω ῥέπει, ἐς γάλα, καὶ ἐς τροφήν, καὶ ἐς βρέφος. Σωοῦται τὰ μὴ ζῶα, ζωοῦται τὰ ζῶα, ζωοῦται τὰ μέρεα τῶν ζώων. Φύσιες πάντων ἀδίδακτοι. Αἷμα ἀλλότριον ὠφέλιμον· αἷμα ἴδιον ὠφέλιμον. Αἷμα ἀλλότριον βλαβερόν· αἷμα ἴδιον βλαβερόν. Χυμοὶ ἴδιοι βλαβεροί· χυμοὶ ἀλλότριοι, βλαβεροί. Χυμοὶ ἀλλότριοι,

ξυμφέροντες· χυμοὶ ἴδιοι ξυμφέροντες. Τὸ ξύμφωνον, διάφωνον· τὸ διάφωνον ξύμφωνον. Γάλα ἀλλότριον, ἀστεῖον· γάλα ἴδιον, βλαβερόν. Γάλα ἀλλότριον, βλαβερόν· γάλα ἴδιον, ὠφέλιμον. Σιτίον,
νέοισιν ἀκροσαπὲς, γέρουσι δὲ ἐς τέλος μεταβεβλη-
μένον, ἀκμάζουσιν ἀμετάβλητον.

ί. Ἐς τύπωσιν τριήκοντα πέντε ἥλιοι, ἐς κίνησιν
ἑβδομήκοντα, ἐς τελειότητα διακόσιοι καὶ εἷς. Ἄλλοι
φασὶν ἐς μορφὴν τεσσαράκοντα πέντε, ἐς κίνησιν
ἑβδομήκοντα ἕξ, ἐς ἔξοδον διακόσιοι καὶ εἷς. Ἄλλοι
πεντήκοντα ἐς ἰδέην, ἐς πρῶτον ἅλμα ἑκατὸν, ἐς
τελειότητα τριακόσιοι. Ἄλλοι ἐς διάκρισιν τεσσαράκοντα, ἐς μετάβασιν ὀγδοήκοντα, ἐς ἔκπτωσιν,
διακόσιοι, καὶ τεσσαράκοντα. Οὐκ ἔστι, καὶ ἔστι.
Γίνεται γὰρ ἐν τούτοισι καὶ πλείω καὶ ἐλάσσω,

l'autre peuvent être nuisibles. Les humeurs étrangères sont de même favorables, et d'autres fois ce sont les humeurs propres. Ce qui s'accorde quelquefois à un effet contraire, et d'autres fois ce qui trouble rétablit le calme. Le lait étranger est bon ou nuisible, comme le lait naturel.

L'aliment se corrompt facilement et promptement chez les jeunes gens; il se détériore à l'extrême chez les vieillards, et ne change presque pas chez les hommes faits.

x. Pour la forme humaine, le terme est de trente-cinq jours solaires; pour le mouvement il est de soixante et dix; pour le complément, de deux cents. D'autres rapportent l'appréciation des formes à quarante-cinq jours et des mouvemens à soixante-dix; jusqu'à la sortie du fœtus, le terme est de deux cent dix jours; il en est d'autres qui comptent pour la forme humaine, cinquante jours; au delà du complément, trois cents; pour le premier bond ou culbute, cent jours;

la révélation de l'existence se fait en quarante jours, pour le passage dans le bassin
quatre-vingts jours, l'expulsion du fœtus
deux cent quarante; oui et non. Il y a plusieurs parties développées intégralement
et d'autres partiellement : ainsi plusieurs
naissent ultérieurement, tandis que d'autres ne sont pas encore formées.

xi. L'aliment réunit les os fracturés. Il
faut dix jours pour les os du nez ; le double
pour la mâchoire ; le triple pour le cubitus ;
le quadruple pour le tibia et l'humérus ;
le quintuple pour le fémur ; plus ou moins.
Le sang fluide est bon, l'épais est mauvais; l'utile et le nuisible a lieu tour à tour.
Il n'y a qu'une voie commune aux alimens, soit en haut, soit en bas. La qua-
lité vaut mieux que la quantité, tant à
l'égard des liquides que des solides : l'une
ajoute et ôte quelquefois, et d'autres fois
c'est l'autre qui produit cet effet.

Les pulsations des veines et la respiration sont en raison de l'âge, et quelquefois n'y répondent pas. Ce sont des

καὶ ὅλου καὶ κατὰ μέρος. Οὐ πολλὸν δὲ πλείω ἦν ἐλάσσω. Τὰ δὲ ἐλάσσω τοσαῦτα, καὶ ὅσα ἄλλα τούτοισιν ὅμοια.

ιά. Ὀστέων τροφὴ ἐκ τατήξιος· ῥινὶ δὶς πέντε· γνάθῳ, καὶ κληΐδι, καὶ πλευρῇσι, διπλάσιαι· πήχει τριπλάσιαι· κνήμῃ καὶ βραχίονι τετραπλάσιαι· μηρῷ πενταπλάσιαι· καὶ εἴ τι ἐν τούτοισι δύναται πλέον ἢ ἔλασσον. Αἷμα ὑγρὸν, καὶ αἷμα στερεόν. Αἷμα ὑγρὸν, ἀστεῖον· αἷμα στερεόν, φλαῦρον. Πρός τι πάντα, φλαῦρα καὶ ἀστεῖα. Ὁδὸς, ἄνω, κάτω, μίη. Δύναμις τροφῆς κρέσσων, ἢ ὄγκος. Ὄγκος τροφῆς κρέσσων, ἢ δύναμις· καὶ ἐν ὑγροῖσι καὶ ἐν ξηροῖσιν. Ἀφαιρέει καὶ προστίθησι τὸ αὐτό. Τῷ μὲν ἀφαιρέει, τῷ δὲ προστίθησι τὸ αὐτό. Φλεβῶν διασφύξιες, καὶ ἀναπνοὴ πνεύματος καθ' ἡλικίην, καὶ ξύμφωνα καὶ διάφωνα· καὶ νού-

σου καὶ ὑγείης σημεῖα· καὶ ὑγείης μᾶλλον ἢ νούσου, καὶ νούσου μᾶλλον ἢ ὑγείης.

ιβ΄. Τροφὴ γὰρ καὶ πνεῦμα. Ὑγρὴ τροφὴ εὐμετάβλητος μᾶλλον ἢ ξηρή· ξηρὴ τροφὴ εὐμετάβλητος
μᾶλλον ἢ ὑγρή. Ἡ δυσαλλοίωτος, δυσεξανάλωτος·
ἡ εὐπρόσθετος, εὐεξανάλωτος. Καὶ ὁκόσοι ταχείης
προσθέσιος δέονται, ὑγρὸν ἴημα ἐς ἀνάληψιν δυνάμιος κράτιστον. Ὁκόσοι δὲ ἔτι ταχυτέρης, δι'
ὀσφρήσιος. Ὁκόσοι δὲ βραδυτέρης προσθέσιος δέονται, στερεῇ τροφῇ. Μῦες στερεώτεροι, δυσέντηκτοι
τῶν ἄλλων, πάρεξ ὀστέου καὶ νεύρου.

ιγ΄. Δυσμετάβλητα τὰ γεγυμνασμένα, κατὰ γένος αὐτὰ αὐτῶν ἰσχυρότερα τοῦ ὄντος· διὰ τοῦτο
αὐτὰ ἑωυτῶν δυστηκτότερα. Πύον τὸ ἐκ σαρκός,
πυῶδες τὸ ἐξ αἵματος, καὶ ἐξ ἄλλης ὑγρασίης.

signes de santé et de maladie, plus ou
moins.

XII. L'esprit ou le souffle vital est aussi
un aliment. Ce qui est humide se trans-
forme plus facilement que ce qui est sec.
L'aliment qui se digère plus difficilement
se détériore moins vite ; ce qui est humide se digère mieux et se consomme plus
vite. Mais pour une prompte restauration
l'aliment humide est préférable : c'est
aussi le meilleur médicament pour réparer les forces : mais quand il faut agir ou
opérer promptement, les aromatiques sont
préférables ; quand on ne doit opérer que
lentement, ce sont les alimens secs qu'il
faut choisir. Les muscles se dessèchent
plus difficilement que les autres parties,
à l'exception des os et des nerfs.

XIII. Les parties, découvertes, changent
de nature difficilement ; elles sont plus fortes par elles-mêmes, et se détériorent plus
lentement par d'autres causes. Le pus est
l'aliment des plaies ; dans ce cas, il est
aussi l'aliment des veines et des artères.

La moelle nourrit les os, et ceux-ci se régénèrent par le cal ; la faculté ou force vitale gouverne, nourrit et engendre tout ; l'humidité est la source de l'aliment *.

---

* Ces principes de physiologie ne me paroissent pas pouvoir être changés en vertu des découvertes modernes.

Πύον, τροφὴ ἕλκεος· πύον, τροφὴ φλεβὸς, ἀρτηρίης. Μυελὸς, τροφὴ ὀστέου· διὰ τοῦτο ἐπιπωροῦ-
ται. Δύναμις πάντα αὔξει, καὶ τρέφει, καὶ βλα-
στάνει. Ὑγρασίη, τροφῆς ὄχημα.